Jonathan Hardy

Spinnen und Skorpione in der Homöopathie

Jonathan Hardy

Spinnen und Skorpione in der Homöopathie

Narayana Verlag

IMPRESSUM

Jonathan Hardy
Spinnen und Skorpione in der Homöopathie
1. deutsche Ausgabe 2015

ISBN 978-3-9558-2079-4

Titel der englischen Originalausgabe:
Spider and Scorpion Remedies in Homeopathy

Übersetzt von Angela Nowicki

Narayana Verlag
Blumenplatz 2, 79400 Kandern, Germany
Tel.: +49 7626 9749700
info@narayana-verlag.de
www.narayana-verlag.de

INHALT

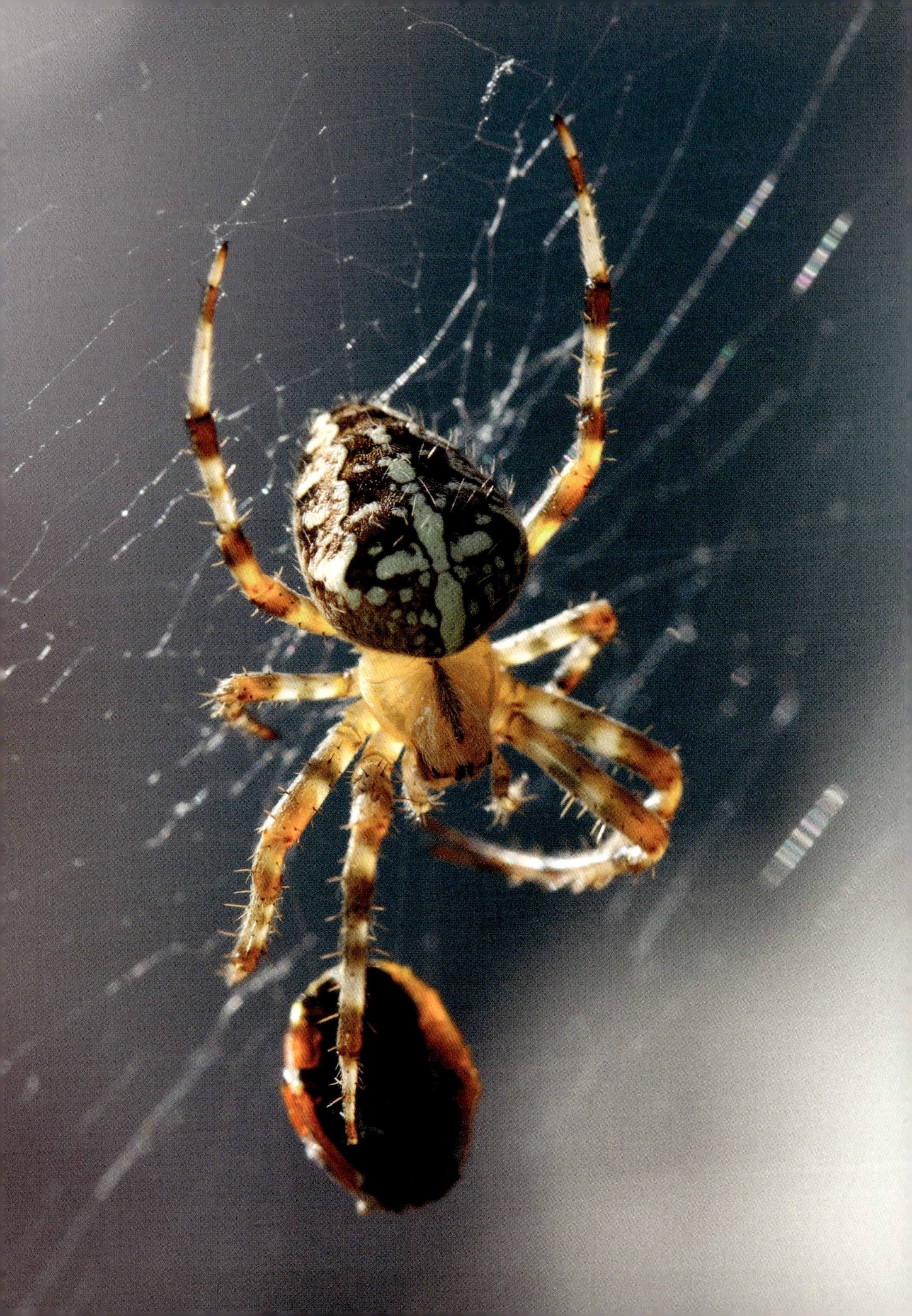

DIE ANORDNUNG DIESES BUCHES

Im ersten Kapitel geht es um Spinnen und Skorpione im Allgemeinen: die allen Fällen gemeinsamen homöopathischen Themen.

Jedes folgende Kapitel ist einem Spinnenmittel gewidmet, mit dem ich klinische Erfahrung habe: Es werden die eigentümlichen Eigenschaften des jeweiligen Mittels besprochen und durch geheilte Fälle sowie das Studium von Prüfungen und Repertoriumsrubriken veranschaulicht.

Klassifikation der Spinnen, Skorpione und der verwandten Spinnentiere

STAMM: Arthropoda (Gliederfüßer)

KLASSE: Arachnida (Spinnentiere)

14 ORDNUNGEN, DARUNTER:

Acari – Milben und Zecken
Araneae – Webspinnen
Chelonethida – Pseudoskorpione
Opiliones – Weberknechte
Scorpiones – Skorpione

In der Homöopathie sind derzeit etwa 15 Spinnenmittel, drei Skorpionmittel und drei Milbenmittel in Gebrauch:

SPINNENMITTEL

Aranea diadema [Aran.] (Kreuzspinne)
Aranea ixobola [Aran-ix.] (Schwarze Kreuzspinne)
Aranea scinencia [Aran-s.] (Springspinne)
Atrax robustus [Atra-r.] (Sydney-Trichternetzspinne)
Lampona cylindrata [Lam-cy.] (Weißschwanzspinne)
Latrodectus hasseltii [Lat-h.] (Rotrückenspinne)
Latrodectus katipo [Lat-k.] (Rote Katipo)
Latrodectus mactans [Lat-m.] (Schwarze Witwe)
Loxosceles reclusa [Loxo-r.] (Braune Einsiedlerspinne)
Mygale lasiodora [Mygale.] (Kubanische Vogelspinne)
Tarentula cubensis [Tarent-c.] (Kubanische Tarantel)
Tarentula hispanica [Tarent.] (Tarantel)
Tegenaria atrica [Teg-a.] (Große Winkelspinne)
Tela aranea [Tela] (Spinnennetz)
Theridion curassavicum [Ther.] (Orangenspinne)

SKORPIONMITTEL

Androctonus amurreuxi hebraeus [Androc.]
Buthus australis [Buth-aust.] (Gift des Nordafrikanischen Skorpions)
Scorpio europaeus [Scorp.] (Europäischer Skorpion)

MILBENMITTEL

Dermatophagoides pteronyssinus [Derm-p.] (Hausstaubmilbe)
Psorinum [Psor.] (Krätze-Nosode aus dem eitrig serösen Inhalt eines Krätzebläschens)
Trombidium muscae domesticae [Trom.] (Rote Samtmilbe, die auf der Hausfliege lebt)

SPINNEN haben acht Beine und Kieferklauen, die Gift absondern. Die meisten spinnen Seide. Viele Arten fangen damit Insekten in Netzen, es gibt jedoch auch viele frei jagende Spinnen. Die Seide kann als Kletterhilfe dienen, zu weichen Höhlenwänden oder Eiersäcken verbaut werden, zum Einwickeln der Beute verwendet werden und sogar zum Fliegen.

Die meisten Spinnen sondern Gift ab, um sich zu schützen oder ihre Beute zu töten und zu verflüssigen. Sie stellen eine umfangreiche Ordnung der Spinnentiere (Arachnida) dar und belegen im Hinblick auf die Artenvielfalt unter allen Organismengruppen Rang 7. Es gibt über 40.000 Spinnenarten.

SKORPIONE zeichnen sich durch einen Schwanz aus, der in sechs Segmente unterteilt ist, auf deren letztem ein Stachel sitzt. Es sind opportunistische Räuber, die kleine Gliederfüßer und Insekten jagen. Mit ihren Greifzangen fangen sie ihre Beute zunächst, um sie dann - je nach der Toxizität ihres Giftes und der Größe ihrer Scheren - zu zerquetschen oder durch Injektion ihres Nervengiftes zu töten. Es gibt etwa 1.750 Skorpionarten.

ACARI sind Milben und Zecken. Die meisten davon sind sehr klein. Man schätzt, dass es gegenwärtig eine Million oder mehr Arten davon gibt. Milben und Zecken leben in praktisch jeder Umgebung und übertreffen zahlenmäßig alle anderen Gliederfüßer im Erdboden. Viele davon sind Parasiten, wobei die frei lebenden Formen zumeist Räuber sind. Andere sind Detritivoren, d. h. sie leben von zerkleinerter organischer Substanz und helfen damit, die Bodenstreu und tote organische Substanz, wie Hautzellen, abzubauen; wieder andere sind Pflanzenfresser und können das Getreide schädigen. Eine wichtige Auswirkung von Milben auf Menschen ist ihre Rolle als Allergen, das atopische Erkrankungen einschließlich Asthma verschlimmert.

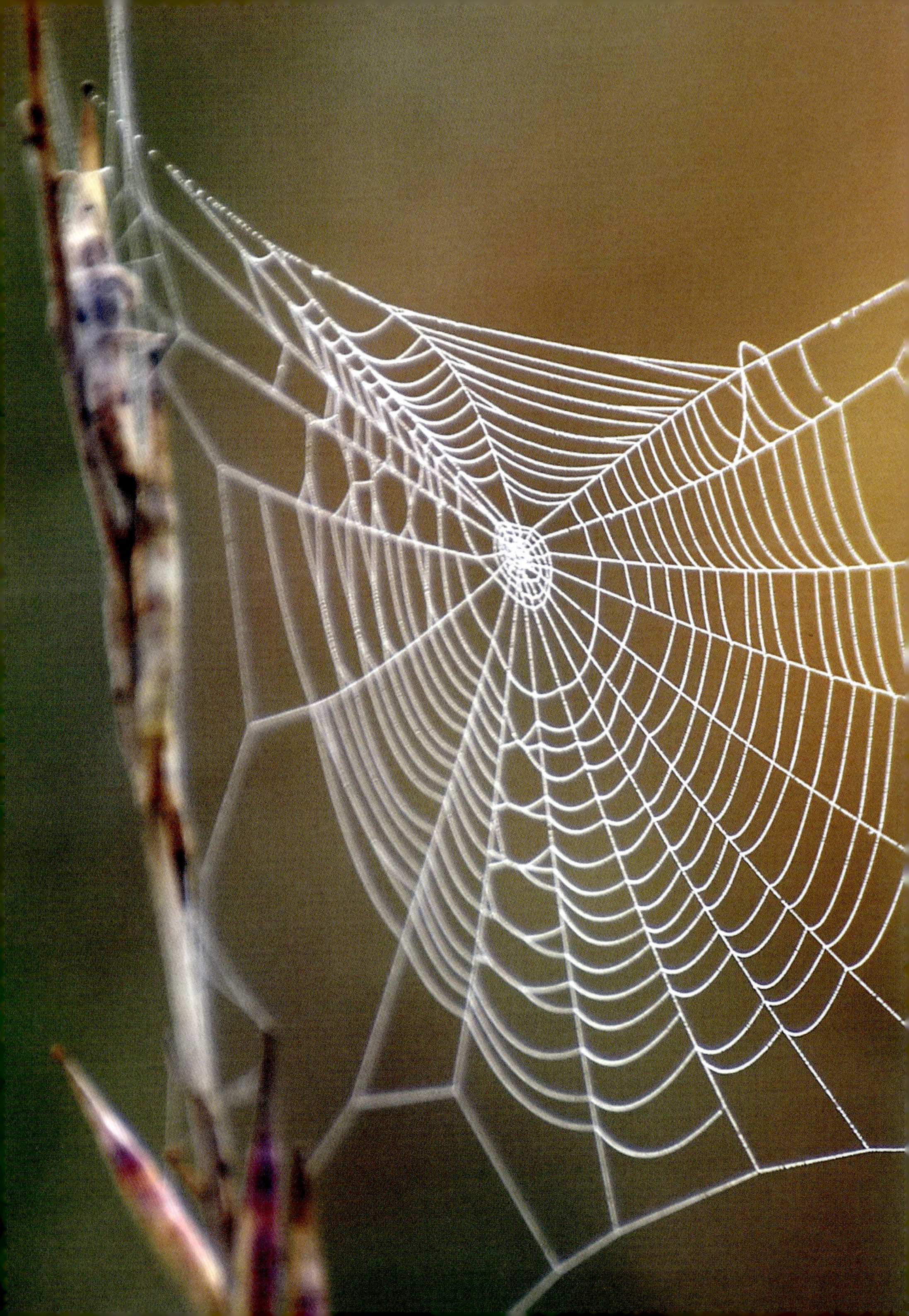

ÜBERGREIFENDE THEMEN IN SPINNEN- UND SKORPIONFÄLLEN

1. Humor, Stichelei und Grausamkeit

Das ist das häufigste übergreifende Thema, das ich in der Praxis bei Spinnenmittel-Patienten vorgefunden habe. Es fand sich in der einen oder anderen Form in fast allen Fällen. Das Spektrum reicht hier von leichten Sticheleien und dezentem Humor über eine ganze Palette an Verhaltensweisen bis hin zu den schlimmsten Extremen in Form von Folter und Sadismus. Es beginnt mit Scherzen und heiterem, humorvollem Verhalten einschließlich Sticheleien und Schabernack, geht weiter zu Sarkasmus, Mobbing und Diskriminierung und endet in äußerster Grausamkeit. Der Patient wird irgendwo innerhalb dieses Spektrums liegen, je nach benötigtem Mittel und der Stärke seiner Psychopathologie.

Spektrum:
Lachen, Humor, Heiterkeit
Sticheleien, sanfter Spott, andere reizen
Schabernack, Streiche spielen, andere ärgern
Sarkasmus, andere auslachen, verhöhnen
Mobbing, bösartiges Verhalten, Schikane, Nachstellung
absichtliche Grausamkeit, Folter, Sadismus

Lachen, Humor, Heiterkeit:
Hat oft ein Lächeln im Gesicht. Gilt als Spaßmacher.

Sagt häufig:

„Ich habe gern Spaß."
„Ich heitere andere gern auf."

Sticheleien, sanfter Spott, andere reizen:

Auf der nächsten Ebene des Spektrums beginnt man, andere „zum Spaß" zu necken. Die Scherze sind gewöhnlich harmlos, doch man will sich eindeutig auf Kosten eines anderen amüsieren.

Andere zu reizen, ist dabei eine Möglichkeit, die sich gerade für Spinnen perfekt eignet, da sie der ihnen eigenen Reizbarkeit entspricht: der für Spinnen so typischen Empfindlichkeit gegen leichte Berührung. Wir alle tun anderen oft unbewusst genau das an, was nach unserem Empfinden uns angetan wird oder was wir in uns selbst erfahren. Es ist dies ein homöopathischer Prozess: Indem wir unsere Empfindungen ausagieren, hoffen wir, sie loszuwerden.

Schabernack, Streiche spielen, andere ärgern:

Auf der nächsten Ebene wird der Spaß zu Schabernack. Diese Scherze sind gewöhnlich raffiniert. Hier einige Beispiele aus meiner Praxis, die deutlich die den Spinnen eigenen Jagdstrategien widerspiegeln:

jemandem die Schuhe am Fußboden ankleben (während er sie an hat!),
jemanden mit Klebeband umwickeln,
das Auto eines anderen in Toilettenpapier einwickeln,
jemandem eine Banane oder dessen Autoschlüssel in den Schuh stecken und dann geduldig warten, was passiert (Das war der Lieblingsstreich eines 15 Monate alten Mädchens, die damit sowohl die für Spinnenmittel-Patienten typische Intelligenz bewies als auch einen frühreifen Humor.).

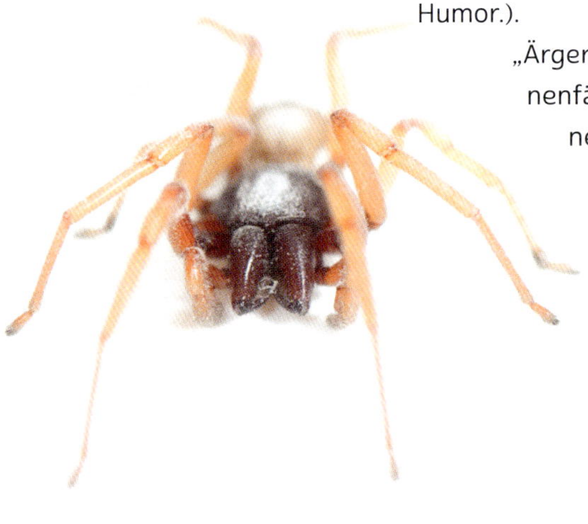

„Ärgern", „nerven" oder „quälen" sind in Spinnenfällen weit verbreitete Ausdrücke. Spinnen fühlen sich von anderen und deren Beschwerden genervt – sie leiden darunter und sind zusätzlich überzeugt, dass andere sie damit absichtlich ärgern wollen. Das Grundgefühl in Spinnenfällen ist, dass jemand oder etwas sie **absichtlich** quälen will.

Sarkasmus, andere auslachen, verhöhnen:

Hier beginnt das Verhalten, gemein zu werden. Spott und Sarkasmus sollen gezielt verletzen. Dagegen kann man sich nur schwer verteidigen, denn jeder Protest zieht weiteren Spott nach sich, wie: „Verträgst du keinen Spaß?" Andere auszulachen ist immer bösartig.

Mobbing, bösartiges Verhalten, Schikane, Nachstellung:

Dies können verbale oder körperliche Angriffe sein, die jedoch immer darauf abzielen, anderen zu schaden und sie zu unterwerfen. Am häufigsten findet sich dieses Verhalten bei Schulkindern; abhängig von der benötigten Spinnenart beschwert sich der Patient entweder darüber, schikaniert zu werden, oder schikaniert selbst andere. Spinnen in der Opferrolle suchen den Feind außerhalb ihrer selbst. Ein typischer Auswuchs dieses Verhaltens ist Mobbing am Arbeitsplatz.

Menschen, die ein Spinnenmittel brauchen, sind dauerhaft davon betroffen: Die Schikanen können über lange Zeit anhalten. Nachstellung hat etwas Unbarmherziges an sich. Sie zielt darauf ab, andere zu unterwerfen und mürbe zu machen.

Absichtliche Grausamkeit, Folter, Sadismus:

Diese Charaktereigenschaft wird der Patient selten freiwillig zugeben. Manchmal beschwert er sich darüber, selbst so behandelt zu werden. Häufiger erscheint das Thema in Träumen oder in der Vorliebe für besonders grausame Filme oder Videospiele.

Eine 14-jährige Patientin sagte, als sie mir die Videospiele beschrieb, die sie am liebsten mochte:

„Ich mag es, wenn Leute in die Luft gesprengt werden. Ich freue mich, wenn andere Schmerzen erleiden."

All diese Verhaltensweisen treten in Spinnenfällen auf; entweder in der Realität oder in der virtuellen Welt des Patienten, wie etwa in Ängsten, Träumen, Videospielen oder in der Fantasie. Meiner Meinung nach ist dieses Element des Spinnenzustandes der wahre Grund hinter dem sehr verbreiteten Ekel der Menschen vor Spinnen. Ich glaube, dass die Menschen nicht nur vor der körperlichen Hässlichkeit der Spinnen zurückschrecken, sondern intuitiv die dahinter lauernde seelische Hässlichkeit spüren: die abscheulichste aller menschlichen Verhaltensweisen – Grausamkeit gegen andere.

Doch wie bei allen Themen in der Homöopathie finden wir hier auch die Umkehrung: Spinnen reagieren sehr empfindlich auf jede Art von Verfolgung

durch andere. Sie beschweren sich häufig über Schikanen, während sie ein solches Verhalten aufgrund ihrer unbewussten Denkmuster natürlich selbst anziehen.
Diese Gegenseitigkeit betrifft in gleichem Maße das verwandte Thema der Manipulation, der Hinterlist und des Gefühls, in die Enge getrieben zu werden. Die Patienten können in der Realität durchaus die Täterrolle ausleben, werden sich jedoch eher als Opfer bezeichnen. Wenn sie uns von Stress und Konflikten in ihrer Biografie und ihren Beziehungen erzählen, müssen wir auf die unterschwelligen Hinweise achten, die darin enthalten sind, und zwischen den Zeilen zu lesen verstehen.

Die Art des Verhaltens innerhalb dieses Spektrums reflektiert die miasmatische Tiefe des Patienten. Die leichteren Formen finden sich bei Spinnenarten, die den weniger intensiven Miasmen angehören, während die schlimmsten Verhaltensweisen auf Spinnenarten aus dem Lepra- und Syphilis-Miasma verweisen. Wenn sich der miasmatische Zustand vertieft, steigt der Grad der empfundenen Isolation und Entfremdung und damit auch die Wahrscheinlichkeit, dass der Patient sich unmenschlich verhält.

2. Gefühl, in die Enge getrieben zu werden

Der häufigste Ausdruck dieses Gefühls lautet:

„Ich hasse es, zurückgehalten zu werden."

„Zurückgehalten werden" ist ein ganz charakteristischer Spinnenausdruck. Spinnen können es überhaupt nicht ertragen, behindert zu werden, weil jemand oder etwas sie zurückhält und einengt. Oft erzählen sie dann, dass sie sich angebunden, eingewickelt oder gefesselt fühlen:

„Ich fühle mich gefangen, ich stecke fest, wie angebunden."

Wenn sie tiefer in ihre innere Erfahrung hineingeführt werden, können sie Worte gebrauchen, die eindeutig aus der Quelle ihres Mittels stammen:

„Es ist, als ob ich in einem Netz festhänge."

Die bekannte Rubrik „Geist, Gemüt; Hast, Eile: jeder soll sich beeilen (8)" beinhaltet zwei Spinnenmittel und könnte noch viel mehr enthalten. In den meisten Fällen beschwert sich der Patient über Ungeduld an Verkehrsampeln oder wenn jemand auf dem Gehweg vor ihm läuft. Der Spinnen-Patient kann davon so frustriert sein, dass er darauf am liebsten gewalttätig reagieren würde.

3. Hyperaktiv, getrieben, fleißig

Diese Menschen haben das Bedürfnis, stets beschäftigt zu sein. Sehr häufig sagt der Patient, er sei ehrgeizig. Dabei benutzt er Sätze, wie:

„Ich will unbedingt etwas erreichen."

„Ich fühle mich getrieben."

„Ich treibe mich selbst an."

Am bezeichnendsten ist:

„Ich will durch nichts zurückgehalten werden!"

Sie möchten als fleißige und produktive Menschen wahrgenommen werden; das bessert ihr labiles Selbstbewusstsein auf und befriedigt ihr Bedürfnis nach Aufmerksamkeit.

Die Aktivität der Spinnen ähnelt der, die man bei Insekten findet, mit einem wesentlichen Unterschied: Sowohl Insekten als auch Spinnen beziehen ihren Selbstwert aus erfolgreichen Anstrengungen, doch bei den Insekten ist das von einem tief sitzenden Bedürfnis begleitet, sich durch die eigenen Anstrengungen zum Besseren zu wandeln. Spinnen fühlen sich ähnlich getrieben, wollen arbeiten und vorankommen, doch dabei geht es nur darum, etwas zu erreichen, weiterzumachen und sich auf das Endziel zu konzentrieren. Es fehlt das Bedürfnis, sich durch die Arbeit zu verändern. Dieser Unterschied leuchtet ein, wenn wir daran denken, dass Spinnen keine Metamorphose durchlaufen, Insekten aber schon. Insekten wandeln sich im Laufe des Lebens aus einem Larvenstadium (Made, Raupe oder Larve) in ein adultes Insekt, das fliegen kann. Bei Patienten, die ein Insektenmittel brauchen, ist das Bewusstsein dieses Transformationsbedürfnisses tief in der Seele verankert. Junge Spinnen schlüpfen als Miniaturversion ihrer adulten Eltern aus dem Ei. Sie müssen sich nicht verändern, nur wachsen.

4. Chronische Müdigkeit

Dies ist der Gegenpol der Überaktivität, die jahrelang angedauert haben mag, bevor sie von einem Kollapszustand abgelöst wird. Chronische Müdigkeit ist bei Spinnen nichts Ungewöhnliches.

Sie können über Schwäche, Ermüdung und Erschöpfung klagen.

Trägheit und Bequemlichkeit sind eine weitere Manifestation dieses „Scheiterns", die zuweilen als dauerhafte Verfassung, manchmal aber auch im Wechsel mit Überaktivität auftreten kann.

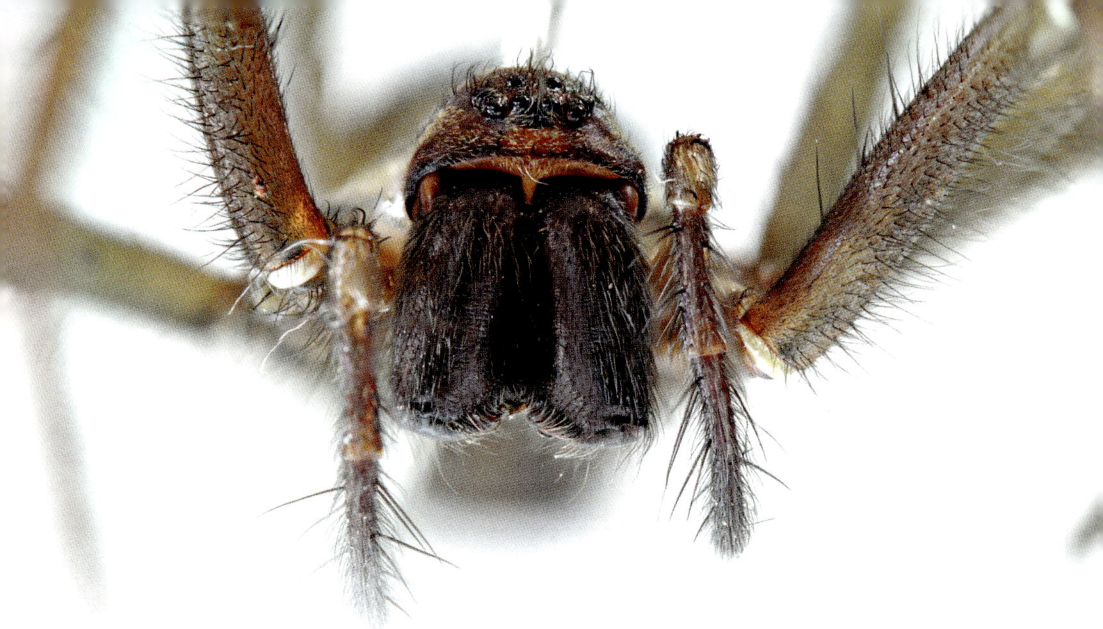

5. Gewalttätigkeit

Charakteristisch an der Gewalttätigkeit der Spinnen ist ihr plötzliches, impulsives und extremes Ausbrechen. Darunter liegt der Drang, den anderen unmittelbar und vollständig zu überwältigen. Man fühlt sich unbewusst unterlegen und neigt daher zu blitzschnellen und extremen Gewaltausbrüchen, oftmals in Kombination mit List und Vorsätzlichkeit.

Im dekompensierten Zustand können diese Menschen bösartig sein; sie fügen anderen vorsätzlich Schmerzen zu und zerstören Gegenstände. Sowohl die Verletzung anderer (Menschen oder Tiere) als auch die absichtliche Zerstörung von Gegenständen kann dem Patienten vorübergehende Erleichterung verschaffen.

6. Tunnelblick

Wenn die Patienten angeben, einen Tunnelblick zu haben, dann tun sie das mit einer ganz charakteristischen Handbewegung: Sie legen die Hände zu beiden Seiten neben den Augen ans Gesicht und führen dann die Arme parallel zueinander nach vorn. Das wird oft von solchen oder ähnlichen Sätzen begleitet:

„Ich bin total auf meine Ziele fixiert."

„Was ich will, bekomme ich auch."

„Meine ganze Aufmerksamkeit ist nur auf diesen Punkt gerichtet."

„Ich kann ziemlich engstirnig sein."

„Ich blende alles aus, was nichts mit meinem Ziel zu tun hat."

„Ich kann unheimlich zielstrebig sein, manchmal bis hin zur Selbstsucht und zur Ignoranz fremder Bedürfnisse."

Diese Geste in Kombination mit solchen oder ähnlichen Äußerungen ist eine eindeutige Indikation für ein Spinnenmittel. Sie hat möglicherweise etwas mit der Jagdstrategie der Spinnen zu tun, die die Augen auf ihre Beute heften, bevor sie sie anspringen oder urplötzlich die Verfolgung aufnehmen.

7. Dominanz

Dominanz, Machtkämpfe und Hierarchien sind die zentralen Themen vieler Tiermittel.

Spinnen fühlen sich übervorteilt und glauben, andere würden ihr Spiel mit ihnen treiben. Dominanz wird oft auf grausame Weise erlangt. Der Betroffene macht vielleicht den Schwachpunkt seines Opfers ausfindig und nutzt ihn aus, um Macht über den anderen auszuüben. Solche Patienten sprechen häufig von der unterschiedlichen Stärke und vor allem Größe der Konkurrenten in einem Machtkampf.

8. Größe

Häufig besteht das Gefühl, dass der andere zu groß und zu mächtig sei und man selbst zu klein und zu schwach, um sich zu verteidigen. In Spinnenfällen spielt die Größe eine Rolle. Man meint womöglich, größer und stärker werden zu müssen, weil man nur so die Oberhand behält. Die Worte „groß" und „klein" tauchen oft in der Erzählung des Patienten auf.

9. Ohnmacht

Man stelle sich das Opfer einer Spinne vor: Es wird oftmals gelähmt, aber nicht getötet, und dann in Seide eingewickelt. So bleibt die Mahlzeit der Spinne bis zum Verzehr frisch. Das Opfer lebt noch, ist der Spinne aber total ausgeliefert und kann sich überhaupt nicht bewegen. Das kann der inneren Erfahrung eines Patienten entsprechen, der ein Spinnenmittel braucht: ein Gefühl äußerster Ohnmacht – man ist komplett der Gnade eines anderen ausgeliefert. Vielleicht erklärt das ein Stück die ungeheure Abneigung von Spinnenmittel-Patienten dagegen, eingeschränkt und „zurückgehalten" zu werden – das könnte ein Widerhall dieses Zustands sein und damit eine tief sitzende Angst wecken.

10. Unruhe

Es besteht eine tief sitzende innere Unruhe, die sich zuweilen nahezu wie ein „inneres Jucken" anfühlt. Sie lässt sich als innere Gereiztheit beschreiben, und dieses Gefühl gehört zum selben Spektrum wie andere spinnentypische Empfindungen, wie z.B. Kribbeln oder das Gefühl, es fließe elektrischer Strom durch den Körper.

Als Reaktion darauf wird der Patient zappelig und muss sich ununterbrochen bewegen; er kann einfach nicht stillhalten. Im Extremfall handelt es sich um unwillkürliche Bewegungen mit Glieder- und Muskelzucken.

Menschen, die ein Spinnenmittel brauchen, führen oft ein aktives Leben, sind ständig in Eile, impulsiv und hektisch.

Im pathologischen Extremfall ergehen sie sich in unergiebigen Aktivitäten: Der Drang, die innere Unruhe loszuwerden, ist so stark, dass jede Aktivität – zuweilen sogar eine, die der Patient gar nicht mag – besser ist als still zu sitzen und nichts zu tun.

11. Zeit

Spinnenmittel-Patienten reden oft über die Zeit:

„Ich habe nie genug Zeit."

„Ich bin immer in Eile."

„Die Zeit läuft mir davon."

Es ist das seelische Gegenstück zum körperlichen Gefühl der Unruhe und des Unbehagens, das unwillkürliche Bewegungen und Zappeligkeit erzeugt.

Man hat den Eindruck, dass einem die Zeit davonläuft.

In der stärksten Ausprägung ist das Zeitgefühl verzerrt: Die Zeit scheint zu schnell oder zu langsam zu vergehen.

Der Patient fühlt sich getrieben mit dem starken Drang, alles in größter Eile zu erledigen. Er ist ungeduldig und muss die ganze Zeit in Bewegung bleiben.

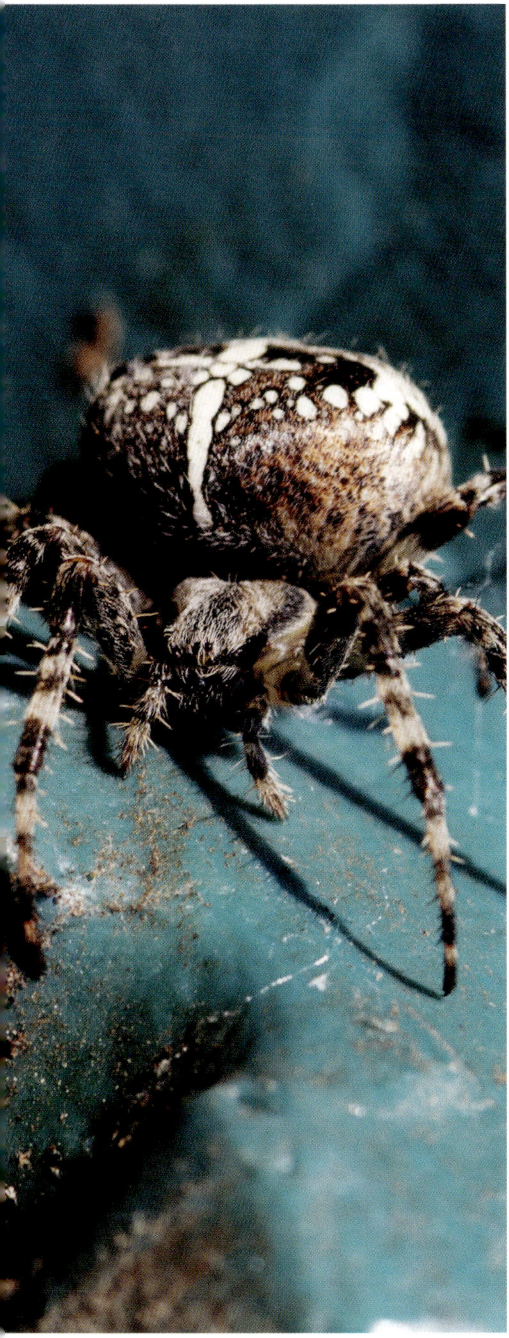

12. Gedankenandrang

Das ist die geistige Manifestation der Unruhe. Die Gedanken des Patienten sind wie seine Bewegungen: impulsiv. Oft sind es zu viele Gedanken, die tagsüber eine starke Unruhe erzeugen und ihn nachts nicht schlafen lassen.

13. Familienbande

Manche Menschen, die ein Spinnenmittel brauchen, fühlen sich von ihrer Familie schikaniert, unterdrückt, gemieden oder missbraucht. Als Reaktion darauf schikanieren sie natürlich ihrerseits ihre Familie.

Das kann sich einfach in schlechtem Benehmen oder bösartigen Handlungen äußern, bedient sich manchmal aber auch intelligenterer Strategien. Selbstzerstörerische Krankheiten, wie z. B. Magersucht, eignen sich dafür perfekt: Sie verletzen auch die Familie, fügen ihr unsägliches Leid zu und beschäftigen sie sehr lange Zeit.

14. Selbstwertprobleme

Viele Spinnen leiden an mangelndem Selbstvertrauen. Sie können chronisch nervös sein.

Häufig fühlen sie sich unattraktiv, allein gelassen und abgelehnt. Wenn man die Einstellung der meisten Menschen zum Tier Spinne berücksichtigt, begreift man schnell, weshalb dieses

Gefühl in Spinnenfällen so verbreitet ist. Viele Menschen haben eine Spinnenphobie, und die meisten empfinden Spinnen als unangenehm und widerlich. Im Extremfall fühlt der Patient sich ausgestoßen, missachtet und von anderen gehasst. Diese Menschen können äußerst einsam sein.

Als Folge reagieren sie empfindlich auf Zurechtweisung und haben ein starkes Bedürfnis nach emotionaler Unterstützung.

15. Täuschung

Spinnen sind kleine Tiere. Ihre einzigen Waffen sind ihr Gift und ihre List. Da es ihnen an Größe und Kraft fehlt, müssen sie, um zu überleben, schlau und strategisch vorgehen. Sie müssen ihre Beute irgendwie zu fassen bekommen, bevor sie ihr ihr Gift injizieren. Dazu nutzen sie verschiedene Strategien, zu denen aber fast immer die Elemente des sich Versteckens, der Überraschung, des Auflauerns, der Täuschung oder List gehören. Nur so können sie ein Beutetier, das zumeist größer und stärker als sie selbst ist, überwältigen. Menschen, die ein Spinnenmittel brauchen, sind genauso: Sie stellen sich ihren Widersachern selten offen entgegen, sondern erlangen die Oberhand durch sorgfältige Planung und Manipulation. (Eine Ausnahme bilden die größeren, aktiveren Jagdspinnen wie Tarentula. Diese Patienten sind oft sehr streitlustig.)

Im Verlauf der Fallaufnahme können sich Themen herausschälen, die mit Betrug, Täuschung, Manipulation und Trickserei zu tun haben. In den meisten Fällen wird der Patient behaupten, dass andere ihm so etwas antun, doch oft wird schon bald klar, dass er selbst solche Charakterzüge aufweist.

Zu den Worten, die er gebraucht, gehören „sich verstecken“, „lügen“, „verschlagen“, „clever“, „Verschwörung“ und „Politik“.

16. Jammern

Man fühlt sich unfair behandelt und als Opfer. Diese Menschen jammern. Das Jammern ergibt sich aus dem Gefühl, unfair behandelt zu werden, in Kombination mit dem spinnentypischen Verlangen nach Aufmerksamkeit.

17. Rache

Dies ist die Reaktion auf das Gefühl, missbraucht zu werden, in all seinen Ausprägungen, das in Spinnenfällen so verbreitet ist. Es besteht der Drang, „anderen eine Lektion zu erteilen".

Planung, Verschwörung, Fallen stellen. Verlangen nach Rache, egal, wie lange es dauert. Entschlossen, so lange zu warten wie nötig.

Sexuell aufreizend, sexuelle Belästigung. Hier verbindet sich die Neigung der Spinnen zur Verfolgung ihrer Beute mit einer anderen spinnentypischen Eigenschaft: einer gesteigerten sexuellen Energie.

Andere langsam quälen: Wie die Spinne lange auf eine Gelegenheit zur Rache warten kann, so will sie auch, dass der andere eine Zeit lang leidet.

Sein Spiel mit anderen treiben, „Auge um Auge, Zahn um Zahn", den Spieß umdrehen. Das kann sogar im Sprechzimmer geschehen: Manche Spinnen-Patienten drehen den Spieß gern gegen ihren Homöopathen um! Ohne Vorwarnung beginnen sie, im Gegenzug Ihnen Fragen an den Kopf zu werfen und zwar zumeist peinliche, die Ihnen unangenehm sind und Sie in die Enge treiben. Und darum geht es: Dieses Verhalten verleiht ihnen in einer Situation, in der sie sich selbst unwohl fühlen, ein Machtgefühl. Gelingt ihnen das, kosten sie ihre Position gewöhnlich bis zur Neige aus; sie genießen es zuzuschauen, wie Sie sich voller Verlegenheit winden.

18. Äußere Erscheinung

Spinnen bevorzugen schwarze, graue oder generell in düsteren Farben gehaltene Kleidung mit starkfarbigen Highlights, wie etwa einem Tuch, einer Brosche, Handschuhen, Ohrringen, Armreifen oder einer Handtasche in auffälliger Farbe. Oft ist alles schwarz oder dunkel mit nur einem, zumeist nur sehr kleinen, starkfarbigen Kontrast. Das zieht die Aufmerksamkeit an, was natürlich Absicht ist. Interessanterweise zeigen manche Spinnenarten, insbesondere die Tarantel, dieselbe Art der Farbgebung: Der Körper an sich ist blass bis dunkel, aber die Beingelenke oder die „Socken" an den Füßen sind von leuchtender Farbe. Interessant ist ebenfalls, dass Spinnen vielfach weithin sichtbare Seidenbänder, Dekorationen genannt, in ihre Fangnetze einweben. Feldforschungen weisen darauf hin, dass Fangnetze mit mehr dekorativen Bändern mehr Beutetiere anlocken.

Das Verlangen, gesehen zu werden, ist eine verbreitete Tendenz bei Tiermitteln. Doch auch das Gegenteil kommt vor: Eine bei Tieren generell ebenso verbreitete Strategie ist der Wunsch, sich zu verstecken. Diese beiden gegensätzlichen Tendenzen zeigen sich einerseits in Form von leuchtender, auffälliger Kleidung, andererseits in gedeckten Farben, die als eine Art Tarnung zu dienen scheinen. In Spinnenfällen findet man beide Kleidungsstile.

19. Hypochondrie

Ein verbreitetes Kennzeichen von Spinnenfällen ist die Übertreibung der Symptome. Darin verbinden sich mehrere spinnentypische Eigenschaften: Opfermentalität, Wunsch nach Aufmerksamkeit und die bevorzugte Beschäftigung mit Schmerz und Leid. Das Jammern kann zuweilen dramatische Formen annehmen. Im Extremfall wird Krankheit simuliert, besonders in Anwesenheit anderer.

20. Bedrohung

Spinnen fühlen sich oft klein, schwach und allein gelassen.

Verbreitet ist die Furcht vor dem Tod oder vor Angriffen, die eine von zwei möglichen Reaktionen nach sich zieht. Das Verlangen, sich zurückzuziehen und zu verstecken: „Ich würde mich am liebsten in einer Ecke verkriechen!" ist eine verbreitete Aussage in Spinnenfällen. Die andere Strategie ist der Angriff. Spinnen greifen plötzlich, heftig und mit aller Gewalt an, die die Person aufzubringen vermag.

21. Wachsamkeit

Spinnen fühlen sich klein und schwach und sind überzeugt, dass „etwas es auf sie abgesehen" habe. Sie fühlen sich überall von Gefahren umzingelt. Das bezieht sich auf den ausgeprägten Tastsinn der Spinnen, der alle Schwingungen im Radius von 360 Grad wahrnimmt. Eine Spinne, die in der Mitte ihres Netzes sitzt, nimmt mit den Sensoren in ihren Beinen schon die kleinsten Schwingungen wahr, die entstehen, wenn irgendetwas einen beliebigen Bereich des Netzes berührt.

Diese Rundum-Wachsamkeit tritt auch in umgekehrter Richtung auf: Menschen, die ein Spinnenmittel brauchen, kontrollieren gern alles, was um sie herum vorgeht. Sie merken alles und sind sehr geschickt darin, Menschen und Umstände zu manipulieren. In Organisationen eignen sie sich besonders gut für Kontrollfunktionen. Sie halten Kontakt mit allen Mitgliedern und koordinieren deren Aktivitäten.

22. Sensibilität

Spinnen reagieren äußerst sensibel auf Umweltreize und zwar in erster Linie auf Geräusche, Schwingungen und Zugluft.

Zudem reagieren sie auf leuchtende Farben, von denen sie entweder angezogen oder abgestoßen werden.

Diese Menschen können sehr berührungsempfindlich sein mit einer Abneigung gegen Berührung oder direkten Kontakt.

23. Vibrationen

Da Spinnen schon auf die kleinsten Schwingungen empfindlich reagieren, verspüren sie schrille oder leise Geräusche oft im ganzen Körper, wo diese ein unangenehmes Vibrieren und manchmal sogar Schmerzen, Schwindel oder Übelkeit erzeugen. Tiefe, summende oder vibrierende Töne sind zuweilen unerträglich. Oft besteht ein Widerwille gegen das Geräusch von Haartrocknern oder „blecherne" Klänge, wie die von billigen Kofferradios. Dabei spüren sie ein innerliches Vibrieren oder haben den Eindruck, von Schwingungen „getroffen" zu werden, was als sehr unangenehm empfunden wird.

Ein verwandtes Phänomen sind Träume oder Wahnideen von zischenden Geräuschen oder flüsternden Stimmen.

24. Musik

Es besteht eine starke Affinität zur Musik, was als die positive Seite der Sensibilität für Schwingungen und Geräusche gelten kann.

Diese Menschen tanzen oft gern, vor allem zu Musik mit schnellen Rhythmen und betontem Takt. Manchmal lieben sie Trommeln und Schlagzeuge. Die Anziehungskraft von Musik und Tanz auf Spinnen ist ein homöopathisches Phänomen: Intensive, schnelle und rhythmische Bewegung trägt dazu bei, ihre innere Reizbarkeit und Unruhe zu lindern.

25. Schmerzempfindlichkeit

Im Spinnenzustand neigt man dazu, Schmerzen besonders intensiv wahrzunehmen: Man wird ganz beherrscht von seinem Leiden und dem Gefühl, verfolgt zu werden.

Die Schmerzen sind stechend, beißend und scharf wie Nadeln.

Die Patienten können vor Schmerzen schreien und kreischen.

26. Träume von Schwäche

Spinnen-Patienten haben häufig Träume, die symbolisch für ihr Ohnmachtsgefühl sind: Sie versuchen, jemanden zu schlagen, doch der Schlag fällt schwach und wirkungslos aus; Gebäude sind instabil und brechen zusammen; Träume von vergeblichen Anstrengungen.

27. Träume von Stärke

Im Gegenteil zu ihrem negativen Selbstbild als schwache Kreaturen können sie aber auch davon träumen, stark und robust zu sein. Im Traum sind sie vielleicht viel größer und stärker als in der Realität, und besonders charakteristisch sind Träume von Wildkatzen. Spinnen lieben Wildkatzen, weil die groß, stark und schön sind im Gegensatz zu ihrem unbewussten Gefühl, klein, schwach und hässlich zu sein.

28. Die Suche nach dem Nervenkitzel

Nicht selten suchen Spinnen den Nervenkitzel, betreiben gefährliche Sportarten, vor allem solche, bei denen Geschwindigkeit eine Rolle spielt. Sie neigen dazu, schnell und rücksichtslos Auto zu fahren.

Auch die Träume können von schnellen und gefährlichen Fahrten handeln.

29. Nervengift

Spinnengift ist ein reines Nervengift, ganz anders als Schlangengift, das neben den neurotoxischen Elementen noch nekrotische, blutgerinnende und hämorrhagische Komponenten enthält.

Die Vergiftungssymptome entsprechen dem Zielorgan, dem Nervensystem: Lähmung, Muskelkrämpfe, starke Schmerzen, schwierige Atmung, Unruhe, Angst und Furcht.

30. Allgemeines

Hier die am meisten charakteristischen Allgemeinsymptome:

Periodizität: Die Symptome können täglich immer zur selben Stunde auftreten, und eine jährliche Periodizität ist ebenfalls verbreitet.

Besserung durch Bewegung, windiges Wetter und Tabakrauchen.

Verschlimmerung durch körperliche Anstrengung und Gespräche.

31. Ernährung

Menschen, die ein Spinnenmittel brauchen, haben oft eine problematische Beziehung zum Essen.

Sie können dazu neigen, nicht zu viel zu essen, essen zuweilen lange Zeit gar nichts und verweigern das Essen im Extremfall ganz.

Sie essen gern leicht verdauliche Speisen und haben oftmals eine Abneigung gegen das Schweregefühl, das eine üppige Mahlzeit im Magen erzeugt.

Sehr häufig bevorzugen sie flüssige Nahrung.

Besonders bei Kindern kann sich ein Widerwille gegen das Kauen zeigen.

32. Durst

Spinnen sind oft durstig und haben ein Verlangen nach Obst und Fruchtsäften.

33. Sexualität

Es besteht zumeist ein starker Sexualtrieb, doch in den gehemmten Zuständen leben Spinnen eher allein und haben Beziehungsprobleme.

Bei Männern treten nicht selten sexuelle Funktionsstörungen auf, wie Impotenz und vorzeitige Ejakulation, oder Penisdeformationen wie Penisverkrümmung.

34. Dyskinesie und Dyspraxie

Diese Koordinationsprobleme sind in Spinnenfällen sehr verbreitet.

Die Patienten bewegen sich plump und unbeholfen oder leiden unter Gliederzuckungen.

Kinder

Kinder, die ein Spinnenmittel brauchen, zeigen eine Reihe spezifischer Themen:

Spielelemente:

Ausspähen, auf der Lauer liegen und verstecken,
Tricks, Fallen, Falltüren, listige Pläne, wie man andere fangen kann,
Gefängnis, Häftlinge, andere fesseln.

Diese Themen können sich real oder virtuell manifestieren, also auch in Träumen, Zeichnungen oder Videospielen auftreten.
Diese Kinder haben meist eine starke Einbildungskraft.
Jungen spielen gern mit Seilen oder klettern.
Mädchen stricken, nähen und basteln gern – alles Tätigkeiten, bei denen die Hände beschäftigt sind.

Drangsaliert, verletzt und dominiert werden,

sich ausgeschlossen, verlassen fühlen, nicht dazugehören, weil man zu klein, zu schwach oder unattraktiv ist.

Das unterentwickelte Selbstvertrauen und Selbstwertgefühl erzeugt Ängste und kann zur Weigerung führen, das Haus zu verlassen oder zur Schule zu gehen. Das Kind sitzt in seinem Zimmer und weigert sich, der Außenwelt gegenüberzutreten. Abneigung gegen Licht, fühlt sich wohler im Dunklen.

Essstörungen: Appetitmangel, Magersucht. Dünn mit spindeldürren Gliedmaßen oder aber extremes Übergewicht.

ADHS: Rastlosigkeit, überschießende Energie, kann nicht stillsitzen.

Weitere Themen bei Kindern:

- fangen früh zu rauchen an,
- betonte Suche nach Aufmerksamkeit,
- lassen sich von den Eltern gern auf dem Rücken tragen.

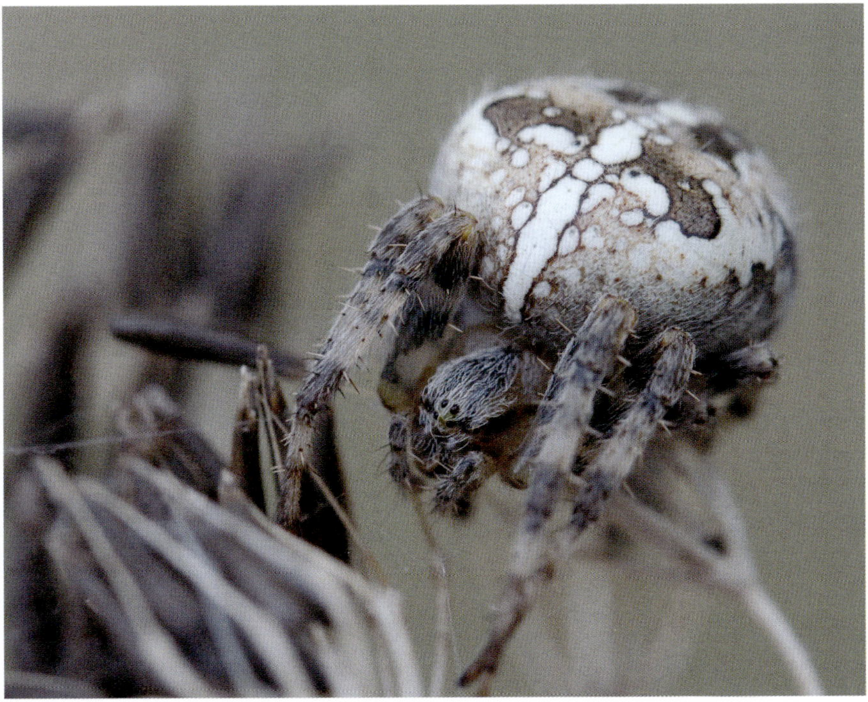

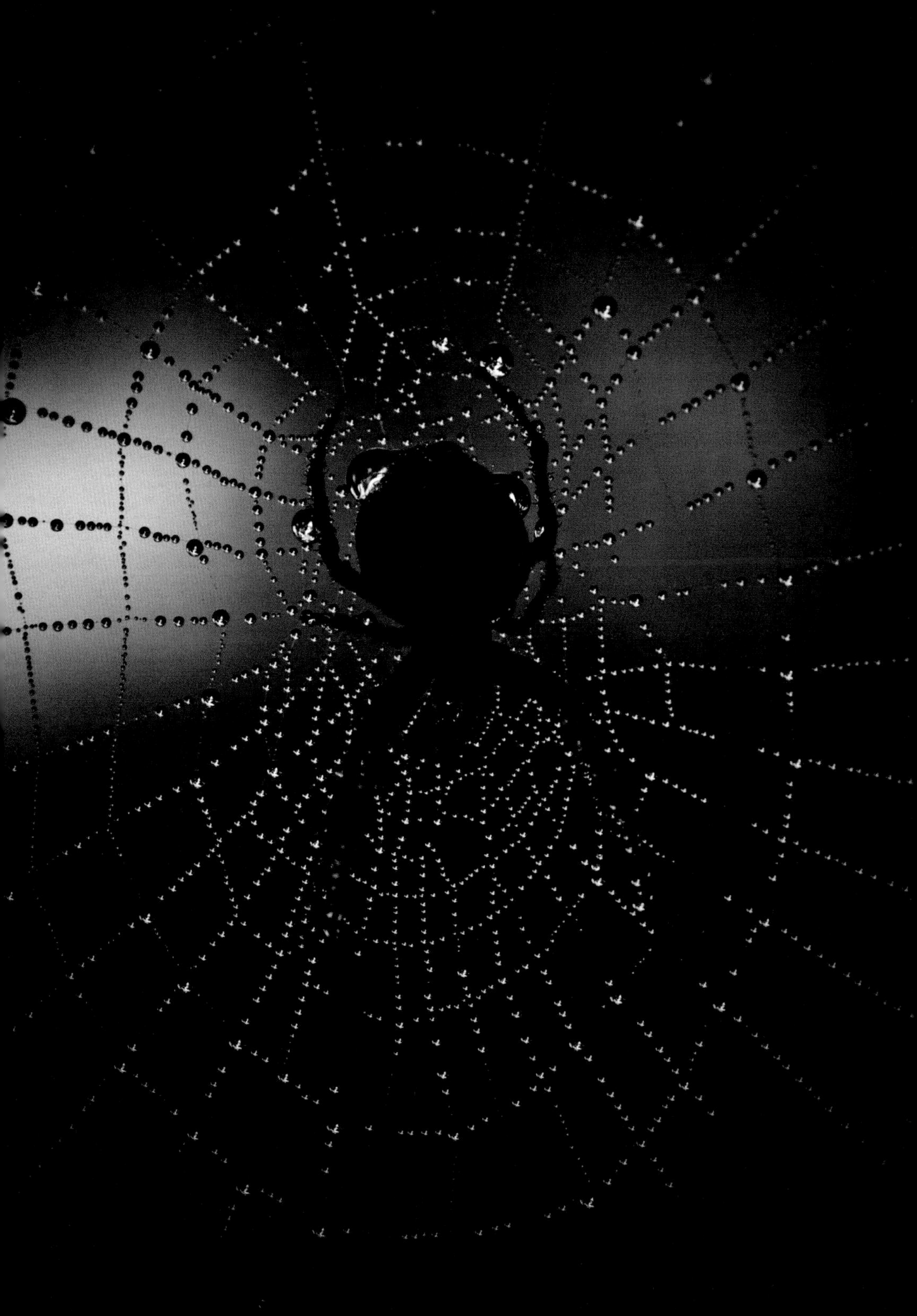

BIOLOGISCHE MERKMALE UND DEREN HOMÖOPATHISCHE WERTIGKEIT

Räuber

Fast alle Spinnen sind Räuber, und die meisten fressen Insekten. Doch es wurde tatsächlich schon eine vegetarische Spinne identifiziert!

Die verschiedenen Spinnenarten nutzen unterschiedliche Raubstrategien: Sie weben Netze, bauen Trichter, tauchen unter Wasser nach ihrer Beute und spucken oder werfen mit Fäden oder Leimkugeln. Einige können gut springen; Sie schleichen sich auf der Jagd an ein Insekt heran und bespringen es dann. Manche Spinnenarten werfen einen Seidenfaden nach ihrer Beute, andere legen sich in Erdlöchern auf die Lauer, und sobald ein Insekt vorüberläuft, stürzen sie heraus und packen es.

Spinnenfälle zeichnen sich zumeist durch ein Bedrohungsgefühl aus. Die Patienten klagen beispielsweise über Unbehagen, vor allem in Gesellschaft oder in Gegenwart bestimmter Menschen. Sie können Angst vor Gewalt oder Tod haben. Vor allem Gewalt ist ein hervorstechendes Thema. Am häufigsten zeigt sie sich in irgendeiner Form in Träumen oder wachen Gedanken und richtet sich zumeist gegen diejenigen Personen, die als Bedrohung wahrgenommen werden. Nicht selten jedoch ist sie auch ein realer Teil des Lebens der Patienten, insbesondere bei Kindern, und selbst Erwachsene sagen manchmal: „Ich habe Probleme mit meinem Temperament. Ich kann es nicht kontrollieren und greife immer wieder andere an!"

In der Natur verlassen sich Spinnen beim Fallenstellen oder bei der Annäherung an ihre Opfer auf ihre List, doch sobald sie ihrer Beute gegenüberstehen, die oftmals größer ist als sie, muss ihr Angriff rasch und tödlich sein. Menschen, die ein Spinnenmittel brauchen, sagen: „Ich musste extreme Gewalt anwenden. Ich hatte nur eine Chance, wenn ich sie mit aller Kraft überwältigen konnte."

Spinnen-Patienten empfinden sich oft selbst als bedrohlich. Der Homöopath kann sich in ihrer Gesellschaft bedroht und eingeschüchtert fühlen. Manchmal herrscht während der Anamnese einfach eine unbehagliche Atmosphäre.

Fliegen

Viele Jungspinnen können fliegen. Dazu sondern sie einen dünnen Spinnfaden ab, der die Spinne wie ein Segel durch die Luft trägt. Eine erwachsene Spinne überlebt einen Sturz aus jeder Höhe, indem sie die Beine ausstreckt und so sanft zu Boden segelt.

Träume und Wahnideen vom Schweben und Fliegen sind in Spinnenprüfungen und -fällen häufig anzutreffen.

Äußere Erscheinung

Spinnen haben keinen Hals; der Kopf ist im Cephalothorax direkt mit dem Körper verschmolzen. Die betreffenden Menschen haben manchmal einen sehr kurzen Hals, der ihnen eine gekrümmte oder geduckte Körperhaltung verleiht.

Spinnen haben fünf Augenpaare, die auf der Vorderseite des Kopfes angeordnet und oft groß und hervorstehend sind. Auch Spinnenmittel-Patienten haben manchmal hervorstehende Augen oder tragen große, voluminöse Brillen.

Die meisten Spinnen sind klein und haben lange, dünne Beine. Manchmal, aber keineswegs immer, sind Menschen, die ein Spinnenmittel brauchen, eher klein gewachsen. Sie sind zumeist schlank mit gut entwickelter Muskulatur. Gefördert wird die schlanke Statur durch die Neigung, intensiv Ausdauersport zu betreiben.

Körpergröße

Bei den meisten Arten ist das Weibchen größer und stärker als das Männchen, und bei manchen Arten frisst das Weibchen das Männchen nach der Kopulation auf.

Männliche Patienten leiden nicht selten unter einem Minderwertigkeitskomplex und beklagen sich über dominante Partnerinnen.

In vielen Spinnenfällen ist die Körpergröße ein Problem. Der Patient kann den Eindruck haben, von jemand Größerem überwältigt zu werden. Er meint, durch seine geringere Körpergröße im Nachteil zu sein und eine Strategie entwickeln zu müssen, die es ihm erlaubt, damit zurechtzukommen. Die Worte „klein" und „groß" kommen im Fallgespräch sehr häufig vor. Manche Patienten sind tatsächlich ungewöhnlich klein und schmächtig, doch gelegentlich sieht man auch sehr groß gewachsene.

Fürsorge

Spinnenweibchen legen ihre Eier in einem oder mehreren seidenen Eiersäcken ab. Bei manchen Arten stirbt das Weibchen anschließend; die Weibchen anderer Arten hingegen schützen den Eiersack, indem sie ihn am Fangnetz befestigen, im Nest verstecken, ihn mit sich tragen oder ihn an ihrer Spinndrüse befestigen und hinter sich her ziehen.

Die jungen Spinnen durchlaufen alle Larvenstadien innerhalb des Eis und schlüpfen als Spiderlinge sehr klein und sexuell unreif, aber schon von ähnlicher Gestalt wie die adulten Tiere. Manche Spinnen kümmern sich um ihren Nachwuchs. So klammern sich junge Wolfspinnen an den rauen Borsten auf dem Rücken der Mutter fest, und die Weibchen einiger Arten reagieren auf das „Bettelverhalten" ihrer Jungen, indem sie ihnen ihre Beute abgeben oder die Nahrung sogar wieder hochwürgen.

Wenn man diesen Verhaltensaspekt der Spinnen kennt, wundert man sich nicht mehr, dass die Sorge um die eigene Familie und die Fürsorge für die Nächsten in Spinnenfällen ein verbreitetes Thema ist. Die Patienten fürchten oft, ihre Familienmitglieder könnten krank werden oder sterben.

Ernährung

Spinnen können es lange Zeit ohne Nahrung aushalten. Ihre Jagdstrategie macht es häufig notwendig, beim Warten auf die Gelegenheit, ein Beutetier zu überfallen, oder beim Warten darauf, dass die Beute in die sorgfältig ausgelegte Falle geht, still im Versteck sitzen zu bleiben. Das dauert oft sehr lange, und in dieser Zeit kann die Spinne keine Nahrung zu sich nehmen.

Essstörungen sind für Spinnenfälle ganz typisch. Der Patient hat entweder einfach keinen Appetit, oder ihm ist das Schweregefühl zuwider, das durch einen vollen Magen erzeugt wird. Schlimmere Probleme bereiten Magersucht und Bulimie, die bei Spinnen-Patienten sehr häufig auftreten. Magersucht ist die „perfekte Spinnenkrankheit", denn sie ermöglicht es, die Familienmitglieder zu kontrollieren und sie sehr leiden zu lassen.

Vibrationen

Der „Panzer" aus Chitin und Sklerotin der Spinnen, Kutikula genannt, ist zu einem komplexen sensorischen System umgerüstet. Verschiedene Sensoren, zumeist die an den Borsten, reagieren auf Berührung, vom direkten Körperkontakt bis hin zu ganz schwachen Luftströmungen.

Dies ist die Ursache für die hoch entwickelte Vibrationsempfindlichkeit bei Spinnen, die ihnen hilft, sowohl Angreifer als auch Beutetiere aufzuspüren.

Menschen, die ein Spinnenmittel brauchen, können sehr sensibel auf Schwingungen in jeder Form reagieren. Es kann eine ausgeprägte Geräuschempfindlichkeit bestehen, die sich von Lärmempfindlichkeit bis – in extremen Fällen – hin zu einem Zustand erstreckt, in dem Töne Schmerzen, Übelkeit oder andere körperliche Symptome hervorrufen.

Bewegung

Die charakteristische Fortbewegungsart der Spinnen besteht aus schnellen, kurzen Geschwindigkeitseruptionen, aus Rennen und Springen.

Menschen, die ein Spinnenmittel brauchen, bewegen sich oft ruckartig. Dieses Merkmal ist auch im Wechsel des Aktivitätsgrades sichtbar: Spinnen pendeln zwischen Aktivität und Passivität; manchmal widmen sie sich begeistert lange Zeit einer Beschäftigung und tun dann wieder eine Zeit lang gar nichts. Im chronischen Zustand begegnet man nicht selten Patienten, die früher echte Workaholics waren, jetzt aber zusammengebrochen und ständig erschöpft sind.

Gelenke

Spinnen haben lange, dünne Beine, die leicht beschädigt werden, wenn man das Tier anfasst. Viele Spinnenfälle haben Probleme mit den Gliedmaßen, insbesondere Entzündungen, Schwäche, Anfälligkeit für Verstauchungen und Gelenkschmerzen.

Miasma

Spinnenmittel gehören überwiegend zum Malaria-, Lepra-, Tuberkulose- und Syphilis-Miasma. Die Miasmen der einzelnen Mittel, die wir in diesem Buch untersuchen, werden in den jeweiligen Kapiteln besprochen.

Charakteristische Symptome laut Repertorium

Ich habe in MacRepertory eine Suche nach allen Rubriken gestartet, die mindestens drei Spinnen- oder Skorpionmittel enthalten, und das Programm angewiesen, sie nach Umfang zu ordnen mit der kleinsten an erster Stelle. Diese Rubriken sind somit die für die Klasse der Arachnida am meisten charakteristischen. In der folgenden Aufzählung habe ich diese Rubriken in Gruppen nach Themen angeordnet. Die Zahl in Klammern steht für die Anzahl der Mittel in der jeweiligen Rubrik:

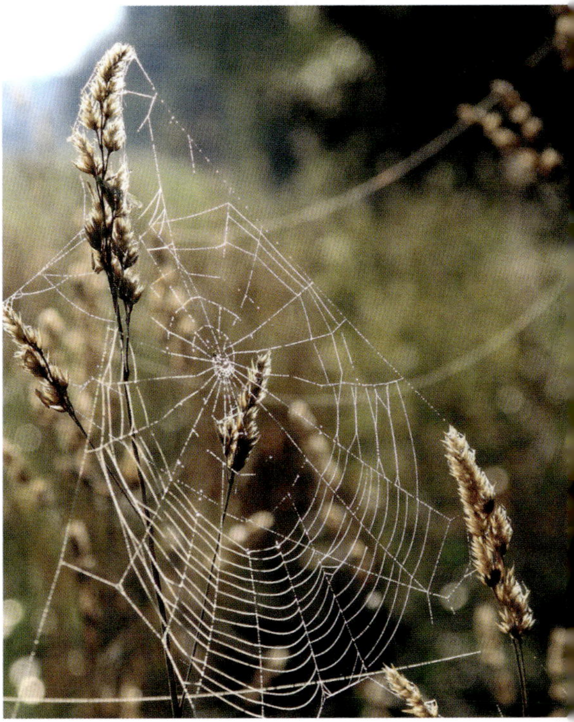

RUHELOSIGKEIT

GEIST, GEMÜT; ANGST; Gehen; beim; schneller zu gehen, veranlasst ihn (12)
GEIST, GEMÜT; RUHELOSIGKEIT, Nervosität; geschäftig (34)
GEIST, GEMÜT; TRÄUME, Trauminhalte; beschäftigt, ist (51)
GEIST, GEMÜT; LÄUFT, rennt umher (62)
GEIST, GEMÜT; ANGST, qualvolle (Seelenangst); Ruhelosigkeit, mit (90)

TANZEN

GEIST, GEMÜT; TANZEN, Verlangen nach; ungestüm, wild (7)
GEIST, GEMÜT; TANZEN, Verlangen nach (73)

GEWALT

GEIST, GEMÜT; SCHNEIDEN, Verstümmeln, Aufschlitzen, Neigung zum (12)
GEIST, GEMÜT; ZERBRECHEN, Drang, Dinge zu (31)
GEIST, GEMÜT; TRETEN, um sich treten (50)
GEIST, GEMÜT; TRÄUME, Trauminhalte; tötet (55)
GEIST, GEMÜT; TRÄUME, Trauminhalte; Gewalt (60)
GEIST, GEMÜT; ZERSTÖRUNGSSUCHT, zerstört Dinge (79)
GEIST, GEMÜT; TÖTEN, Verlangen zu (88)

GROBHEIT

GEIST, GEMÜT; GROBHEIT, roh, ungezogen; Beschwerden durch, schl. (43)
GEIST, GEMÜT; GROBHEIT, roh, ungezogen (73)
GEIST, GEMÜT; WIDERSPRECHEN, Neigung zum (80)
GEIST, GEMÜT; ANTWORTEN, antwortet; schroff, kurz angebunden (94)

VERLASSENHEITSGEFÜHL

GEIST, GEMÜT; WAHNIDEEN, Illusionen; allein zu sein, meint (55)
GEIST, GEMÜT; WAHNIDEEN, Illusionen; verlassen, im Stich gelassen (72)
GEIST, GEMÜT; WAHNIDEEN, Illusionen; getrennt; Welt, er sei von der (72)
GEIST, GEMÜT; LIEBE; Liebe, unglückliche, Beschwerden durch (85)

NEIGUNG ZU RÜCKZUG UND ISOLATION

GEIST, GEMÜT; FAMILIENMITGLIEDER, Abneigung gegen (42)
GEIST, GEMÜT; TEILNAHMSLOSIGKEIT, Apathie, Gleichgültigkeit; äußerliche Dinge, gegen (44)
GEIST, GEMÜT; SELBSTSUCHT, Egoismus (68)
GEIST, GEMÜT; HEIM, das Zuhause; nach Hause gehen, möchte (69)
GEIST, GEMÜT; ENTFREMDET, Entfremdung (94)
GEIST, GEMÜT; SITZEN; möchte; regungslos, stillschweigend (76)
GEIST, GEMÜT; GESPRÄCH, Unterhaltung; Abneigung gegen (78)
GEIST, GEMÜT; ANGEFASST werden; Abneigung, getragen zu werden (93)

VERSAGEN MIT SELBSTMITLEID

GEIST, GEMÜT; SELBSTMITLEID (39)
GEIST, GEMÜT; GESCHÄFT, Unternehmung; Abneigung gegen (68)

GEIST, GEMÜT; SELBSTMORD, Neigung zum; Gedanken an Selbstmord (68)
GEIST, GEMÜT; PESSIMIST (69)

DIE HÄUFIGSTEN ÄNGSTE

GEIST, GEMÜT; FURCHT; Schmerzen, während (27)
GEIST, GEMÜT; FURCHT; Panikanfälle, überwältigende; Tod eintritt, bevor der (16)
GEIST, GEMÜT; FURCHT; Spinnen, vor (34)
GEIST, GEMÜT; FURCHT; Tod, vor dem; Herzbeschwerden, bei (39)
GEIST, GEMÜT; FURCHT; Herzbeschwerden, bei (46)
GEIST, GEMÜT; FURCHT; Herz; Krankheit, vor (48)
GEIST, GEMÜT; FURCHT; engen Räumen, in, Klaustrophobie (71)

DIE HÄUFIGSTEN TRÄUME

GEIST, GEMÜT; TRÄUME, Trauminhalte; Schuld, von (19)
GEIST, GEMÜT; TRÄUME, Trauminhalte; Verstecken; Gefahr, vor (19)
GEIST, GEMÜT; TRÄUME, Trauminhalte; Bäumen, von (26)
GEIST, GEMÜT; TRÄUME, Trauminhalte; schrecklich; wecken ihn (31)
GEIST, GEMÜT; TRÄUME, Trauminhalte; Messer (34)
GEIST, GEMÜT; TRÄUME, Trauminhalte; Spinnen, von (33)
GEIST, GEMÜT; TRÄUME, Trauminhalte; Wasser; Hochwasser, Überschwemmung (45)

WEITERE CHARAKTERISTISCHE RUBRIKEN

GEIST, GEMÜT; HINTERLISTIG, verschlagen (53)
GEIST, GEMÜT; SPOTTEN (68)

BEWEGUNGSANOMALIEN

GEIST, GEMÜT; GEBÄRDEN, Gesten, macht; Hände, ringt die (20)
GEIST, GEMÜT; GEBÄRDEN, Gesten, macht; lächerlich oder närrisch (25)
EXTREMITÄTEN; BEWEGUNG, Bewegungen, bewegt die Glieder; Kontrolle verloren, als wäre die (16)
EXTREMITÄTEN; BEWEGUNG, Bewegungen, bewegt die Glieder; unregelmäßige (22)
ALLGEMEINES; BEWEGUNG, Bewegungen; unregelmäßige (24)
EXTREMITÄTEN; BEWEGUNG, Bewegungen, bewegt die Glieder; Hände (37)
ALLGEMEINES; ZUCKUNGEN; konvulsiv, spasmodisch (73)

KOORDINATIONSSCHWIERIGKEITEN

EXTREMITÄTEN; ZITTERN; Arme; Schreiben; während (53)
EXTREMITÄTEN; BEWEGUNG, Bewegungen, bewegt die Glieder; unwillkürlich (75)
EXTREMITÄTEN; AMEISENLAUFEN, Kribbeln; Hände (79)
EXTREMITÄTEN; UNGESCHICKLICHKEIT; fallen, lässt Gegenstände (89)
EXTREMITÄTEN; RUHELOSIGKEIT; Beine (92)

BESSERUNG

ALLGEMEINES; WETTER; windigem, stürmischem, bei; bess. (25)
ALLGEMEINES; BEWEGUNG, Bewegungen; bess.; langsame (27)
ALLGEMEINES; FAHREN im Wagen oder mit der Bahn; bess. (37)
ALLGEMEINES; RAUCHEN; bess. (35)
ALLGEMEINES; TABAK; bess. (39)
GEIST, GEMÜT; MUSIK; bess. (44)
ALLGEMEINES; WEINEN; bess. (62)

VERSCHLIMMERUNG

ALLGEMEINES; MÜDIGKEIT, Ermüdung; Anstrengung; schl. (50)
ALLGEMEINES; SPRECHEN; schl.; anderer Personen (78)
ALLGEMEINES; SITZEN; schl.; aufrechtes (82)
ALLGEMEINES; WUNDEN; Bisswunden, Stichwunden; Tiere, durch giftige (88)

PERIODIZITÄT

ALLGEMEINES; PERIODISCH; jeden; 21. Tag (29)
ALLGEMEINES; PERIODISCH; jährlich wiederkehrend (35)
ALLGEMEINES; PERIODISCH; regelmäßige Intervalle (46)
ALLGEMEINES; PERIODISCH; Stunde, zur selben (62)

WEITERE CHARAKTERISTISCHE ALLGEMEINSYMPTOME

ALLGEMEINES; LÄHMUNG; Gemütsbewegungen, nach (35)
ALLGEMEINES; OHNMACHTSGEFÜHL, Ohnmachtsschwäche, Ohnmacht; plötzliches (55)
ALLGEMEINES; TAUBHEITSGEFÜHL, Empfindungslosigkeit; Schlaf; während (58)
ALLGEMEINES; SCHWÄCHE; ohnmachtsartig (88)

Die Fallbeispiele in diesem Buch

Die Anamnesegespräche wurden der Kürze halber bearbeitet, wobei ich alles weggelassen habe, was nicht dem Verständnis des Falls dient. In den meisten Fällen stammt die Schilderung aus der Erstanamnese. In einigen Fällen habe ich mehrere Fallgespräche zusammengefasst und der Klarheit halber als eines dargestellt. Einige Gespräche sind sehr kurz, was zeigt, dass es in vielen Anamnesen nur wenige „Knotenpunkte“ gibt: Die entscheidenden Informationen sind in nur wenigen Gedanken, Worten oder Themen versteckt. In diesen Fällen habe ich den Rest des Gespräches weggelassen, um das relevante Material nicht mit zu viel belanglosen Informationen zu vernebeln.

Die Methode der Fallaufnahme

Eine der größten Herausforderungen, mit denen wir in der homöopathischen Fallaufnahme konfrontiert werden, besteht darin, offen für die ungeheure Menge an Informationen zu bleiben, die die Patienten uns liefern, und das oftmals rasend schnell und frustrierend ungeordnet. Wir müssen das ganze Spektrum an Einzelheiten aufnehmen und gleichzeitig versuchen, sich diese zu einem verständlichen Ganzen zusammenfügen zu lassen.

Die Kenntnis der verschiedenen Themen aller Naturreiche, Mittelgruppen und Miasmen kann dabei enorme Dienste leisten. Die meisten Fälle, die ich in diesem Buch vorstelle, wurden nach der Hierarchie „Reich – Familie – Miasma“ analysiert, und so habe ich auch die Falldiskussionen dargestellt. Ich hoffe, damit Klarheit geschaffen und die unterschiedlichen Themen in diesen Fällen besser herausgearbeitet zu haben.

Prüfungen

In vielen meiner Spinnenfälle waren es die spezifischen *körperlichen* Symptome, die zum benötigten Mittel führten. Ich denke, das ist ein Beweis für die hohe Qualität der durchgeführten Spinnenmittelprüfungen. Ich war verblüfft über die exakte Übereinstimmung zwischen den Symptomen, über die die Patienten in der Sprechstunde berichten, und jenen, die in den Prüfungen aufgezeichnet wurden.

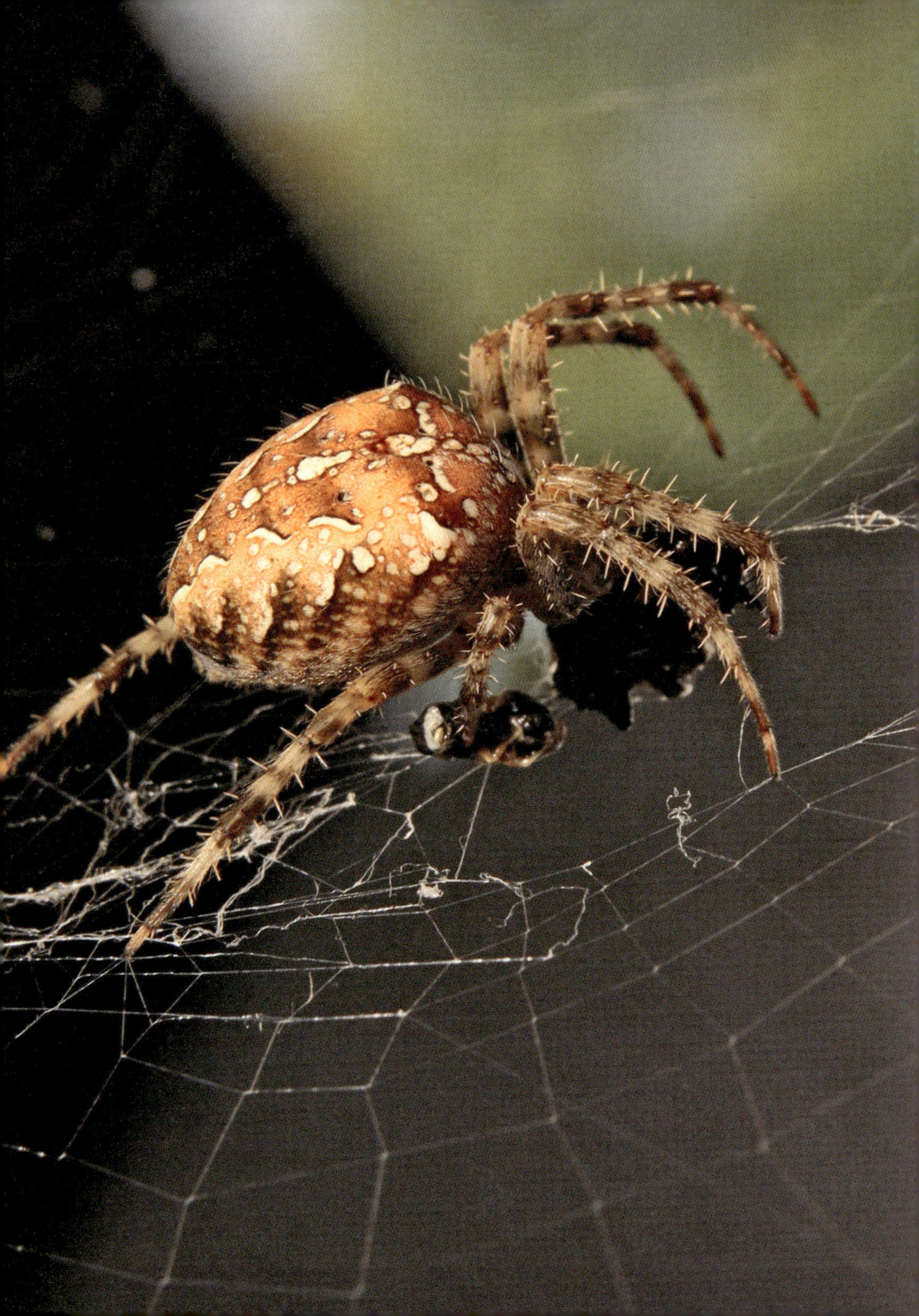

ARANEA DIADEMA

Die Kreuzspinne

ZENTRALE THEMEN

1. Vergrößerungsgefühl

Gefühl, als seien Körperteile vergrößert oder schwerer
hat beim Erwachen den Eindruck, seine Hände seien doppelt so groß wie normal
Schwellungsgefühle

RUBRIK

GEIST, GEMÜT; WAHNIDEEN, Illusionen; vergrößert, er ist (59)

Von allen Spinnen ist bei diesem Mittel das Thema der **Größe** am stärksten betont. Die Größe der anderen wird als Bedrohung empfunden, und die Lösung lautet: **größer werden**.

2. Abgeschlagenheit

extreme Ermüdung
Verlangen, sich hinzulegen
besser im Liegen

3. Allein und angegriffen von der Gruppe

Gefühl, von vielen angegriffen zu werden; umgeben von Angreifern
Ein Einzelner wird von vielen angegriffen.
glaubt, größer werden zu müssen, um sich verteidigen zu können

4. Mangel an Selbstwertgefühl

verdrießlich
tiefe Melancholie
umfassender Verlust des Selbstvertrauens

RUBRIK

GEIST, GEMÜT; TRAURIGKEIT; Bett; verlassen, will nicht (2)
Aranea diadema gehört zu den Spinnenmitteln mit dem niedrigsten Selbstwertgefühl und Selbstvertrauen.

5. Kälte

völlig durchgefroren, kann nicht warm werden
Gefühl, als seien die Knochen aus Eis
schlimmer durch Kälte

6. Empfindlich gegen Feuchtigkeit

kann nicht in der Nähe von Frischwasser, Seen, Flüssen leben
empfindlich gegen feuchte, kühle Umgebung
fühlt sich bei sonnigem Wetter am wohlsten

Miasma: Malaria

Bei diesem Mittel ist die Periodizität stark ausgeprägt.
Folgende Modalitäten und Rubriken von Aranea diadema legen das Malaria-Miasma nahe:
ungewöhnlich empfindlich gegen feuchte, kühle Umgebung
kann nicht in der Nähe von Frischwasser, Seen, Flüssen leben

RUBRIKEN

GEIST, GEMÜT; TOD; wünscht sich den Tod; Wechselfieber, bei (2)
ALLGEMEINES; PERIODISCH; Stunde, zur selben (38)
ALLGEMEINES; PERIODISCH; täglich (7)
ALLGEMEINES; PERIODISCH; regelmäßige Intervalle (3)

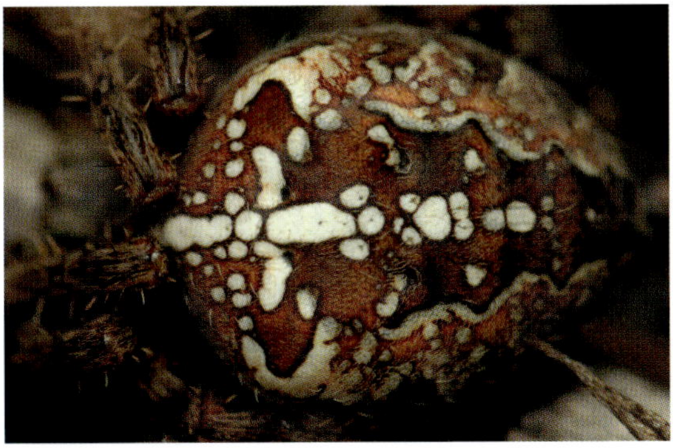

Das Malaria-Miasma liegt zwischen dem Sykose- und dem akuten Miasma und hat daher einiges mit jedem dieser beiden gemeinsam. Im Malaria-Miasma fühlt man sich eingeschränkt, abhängig und stecken geblieben (das Sykose-Element) sowie zusätzlich periodischen Anfällen ausgeliefert (das akute Element).
Beide folgenden Fälle demonstrieren diesen Zustand der Einschränkung und des Feststeckens in einer misslichen Lage, während man periodisch angegriffen und verfolgt wird.

Prüfungen

1. geprüft 1832 von einem jungen Arzt und einem Feldscher
2. Die wichtigste Quelle ist die klinische Erfahrung von von Grauvogl (1811–1887).
3. Eine neuere Prüfung wurde von Dr. Hedwig Kaeske an sich selbst durchgeführt (1955) und von Weckenmann an vier Prüfern bestätigt (1959).
4. Charlotte Rob, Berlin (2003)

Zoologische Merkmale von homöopathischem Interesse

Bei der Paarung nähert sich das **viel kleinere** Männchen dem Weibchen sehr vorsichtig. In manchen Fällen wird es vom Weibchen gefressen.

Die Kreuzspinne ist passiv und lässt sich nur schwer zum Beißen provozieren. Der Biss selbst ist nur ein wenig unangenehm und für Menschen völlig harmlos.

FALL 1

Junge, 9 J.
Hauptbeschwerden: Dyspraxie, Dyslexie, Verhaltensprobleme

Die Mutter sagt: Er kann seine Wut nur schwer beherrschen. Er hat mich schon geschlagen und getreten. Er hat Sozialisierungsprobleme. Er findet keine Freunde und hat schulische Probleme. Wenn ich ihn anschaue, mischen sich in seinem Gesichtsausdruck Wut und Verletztheit.

Arzt: Gibt es etwas, was du mir erzählen möchtest?
Patient: Papa.

A: Erzähle weiter.
P: Er quält mich.
A: Weiter.
P: Ich hasse ihn. Ich würde gern herausfinden, wo er wohnt, und an seine Tür hämmern und ihn fragen, warum er mich nicht besucht.
(Er hat seinen Vater fünf Jahre lang nicht gesehen.)
A: Wie fühlt es sich für dich an, dass er nicht da ist?
P: Furchtbar einsam. (weint) Ich sehe andere Kinder mit ihren Vätern – das quält mich.

Später im Gespräch:
A: Erinnerst du dich an irgendwelche Träume?
P: Ich habe Albträume.
A: Erzähle mir etwas davon.
P: Ich träume von Spionage. Das sind schreckliche Träume, weil neben mir meine Kameraden sterben. Manche werden gefangen, und ich muss sie retten.
A: Weiter.

P: Sie werden als Geisel gehalten. Sie sind gefesselt und an bewehrte Spezialstühle angebunden. Ich weiß, ich bin allein und komme nicht an meine Waffen.
A: Warum kommst du nicht an deine Waffen?
P: Weil ich gefesselt bin. An Händen und Füßen.

Die Mutter sagt: Er hat die meiste Zeit Albträume. Oft ist er irgendwo gefangen, von Ungeheuern oder Menschen, oder er fällt in Höhlen. Er ist auf seiner Spionagemission gefangen worden und sitzt in einem Verlies fest.

Der Junge fährt fort: Ich fühle mich in die Ecke gedrängt.
A: Weiter.
P: Das passiert in der Schule, wenn sie mich schikanieren. Dann bin ich verletzt und verletze selbst andere, obwohl ich es gar nicht will. Also bin ich wieder ganz friedlich, doch dann schlagen sie mich zusammen. Das quält mich wirklich.
A: Erzähle mir mehr übers Gefangensein.
P: In die Ecke gedrängt werden – ich kann nicht fliehen. Ich sitze in einer Gefängniszelle fest, oder vor mir steht eine lange Schlange von Menschen, die mich in die Ecke drängen. Es ist mehr als eine Schlange – es ist eine auf jeder Seite. Oder ich stecke irgendwo fest, zum Beispiel in einem Schornstein. Ich versuche rauszukommen, komme aber nicht weiter, und das Feuer brennt, und der Schornstein ist zu eng, oder es sind Holzbohlen drin.
A: Weiter.
P: Die anderen halten mich fest, so dass ich nicht weg kann. Sie bauen einen Holzschuppen für mich, so dass ich nicht rauskomme.
A: Weiter.
P: Es ist finster, und es gibt eine Toilette, aber kaum etwas zu essen, und ich kann nichts sehen. Oder ich werde in einen Metallcontainer gestoßen ohne Licht oder Waschgelegenheit, ohne Essen.
Ich habe noch einen Albtraum, in dem sie mich fangen und mir die Seele aussaugen.
A: Beschreib das mal näher.
P: Sie saugen mir die Seele aus, indem sie einatmen.
A: Erzähle mir mehr über Spionage.

P: Man ist superintelligent. Man ist hervorragend ausgebildet. Man kidnappt den Feind und wirft ihn ins Gefängnis.

A: Hast du vor irgendetwas Angst?

P: Vor Leuten, die größer und stärker sind als ich.
Immer, wenn ich wach bin, sind Fledermäuse und Mäuse und Spinnen auf dem Dachboden, und ich habe Angst, gestochen zu werden, und lauere auf einen Überfall aus dem Hinterhalt.

A: Beschreibe das näher.

P: Es fühlt sich an, als ob mich etwas verfolgt. Manchmal höre ich etwas zischen.

A: Erzähle mir mehr übers Nachstellen.

P: Es ist etwas ziemlich Kleines.

A: Beschreibe das näher.

P: Es ist eine Schwarze Mamba. Sie würgt und beißt mich oder spritzt mir ihr Gift ein.

Die Mutter sagt: Bevor er auf die jetzige Schule kam, wurde er ständig schikaniert. Er hatte Selbstmordgedanken und überhaupt kein Selbstwertgefühl mehr.

P: Die Schikanen waren sehr schmerzhaft. Die Typen waren ziemlich klein, aber sehr stark, und es war eine ganze Bande. Sie kamen von allen Seiten, deshalb habe ich Karate gelernt.

A: Hast du sonst noch vor etwas Angst?

P: Ich habe das Gefühl, von Geistern heimgesucht zu werden.

A: Beschreibe das näher.

P: Man kennt jemanden, und die leben noch, aber man hat sie lange nicht gesehen, und man weiß, dass sie sich nicht an einen erinnern. Das ist ein Gefühl, als wäre man verwunschen oder würde von Geistern heimgesucht, weil sie einen total vergessen haben … dasselbe wie bei Papa.

A: Hast du noch andere Ängste?

P: Nein.

A: Was ist mit Tieren?

P: Ja, da gibt es eins. Die Schwarze Witwe ist richtig, richtig furchterregend. Wenn sie einen beißt, kann man tot sein, man bricht zusammen und fällt die Treppe runter. Sie lebt in Australien, aber ich habe Angst, dass sie nach England kommt.

A: Was isst du gern?
P: Nudeln.

Die Mutter sagt: Er mag nichts, was er kauen muss. Er mag kein Fleisch – er behält es im Mund und kann es nicht schlucken. Er trinkt sehr gern Saft.

A: (zur Mutter) Wie würden sie ihn als Person beschreiben?
M: Er ist sehr unruhig. Er hat kein Selbstvertrauen, das fehlt ihm vollständig. Er hat einen boshaften Humor – er kann sehr sarkastisch werden. Sehr ironisch. Er kann die Leute zum Lachen bringen – er spielt den Clown.
A: (zum Patienten) Was für Kleider magst du?
P: Wenn ich male, trage ich gern blaue und grüne Kleidung. Ich mag coole Sachen.
A: Beschreibe sie mir genauer.
P: Ein T-Shirt mit Drachen drauf.

Die Mutter sagt: Er mag alles, was mit Tarnung zu tun hat.

P: O ja, ich verstecke mich gern und lauere anderen auf.
A: Was möchtest du werden, wenn du groß bist?
P: Ich möchte Attentäter werden.
A: Wie würde das aussehen?
P: Ich will zur SAS (*Special Air Service* – eine Spezialeinheit der British Army). Die schicken Einzelkämpfer los, und die finden den Feind und töten ihn.
A: Beschreibe das näher.
P: Das ist nicht lustig. Es ist lebensgefährlich, man kann das nur ab und zu mal machen und sich die übrige Zeit ausruhen. Wenn man eine ganze Truppe hinschickt, fällt das zu sehr auf. Ich könnte vielleicht Bodyguard sein und zur richtigen Zeit ins Schlafzimmer schleichen und sie umbringen.
A: Wie würdest du sie umbringen?
P: Ich würde sie mit Schalldämpfer erschießen, oder ich würde sie vergiften oder ihnen Schießpulver in die Augen reiben, damit sie langsam und qualvoll sterben.

Fallanalyse

Der Junge ist völlig dekompensiert und drückt daher seinen Zustand sehr deutlich aus. Er liefert uns ein eindrucksvolles Bild des Bewusstseinszustands der Spinnen, und zum Glück gibt es einige Hinweise auf das spezielle Mittel, das er braucht.

THEMEN DES TIERREICHS

schikaniert werden
ich gegen die Gruppe
töten
kämpfen

SPINNENTHEMEN

Humor

Sarkasmus
den Clown spielen
boshafter Humor

Verfolgung

gequält werden
schikaniert werden

Sadismus und Schmerz

andere Menschen verletzen
Die Schikanen waren sehr schmerzhaft.
langsam und qualvoll sterben

Verlassenheitsgefühl

total vergessen
Einzelkämpfer
Meine Kameraden sterben.

Gefangenschaft

gefesselt
in die Ecke gedrängt
Gefängnis

Festgehalten

Geiselnahme
Die anderen halten mich fest.

Schwächegefühl und Wunsch nach Selbstverteidigung

Ich bin ganz friedlich.
schwaches Selbstwertgefühl
Karate

Intelligenter Angriff

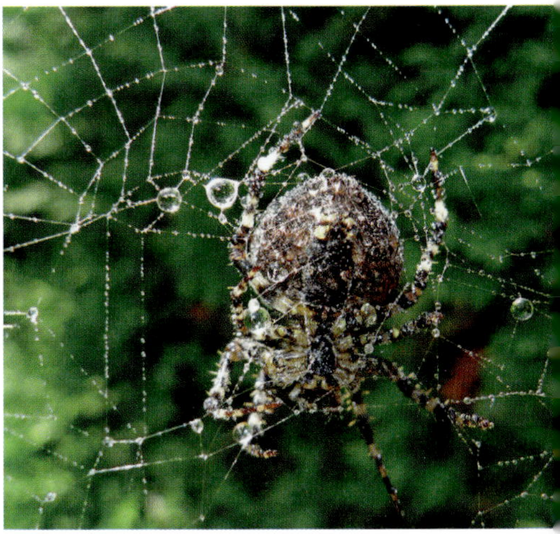

Spionage
superintelligent
Hinterhalt
schleichen
Verrat
Tarnung
Attentäter
lange Zeit

Flüssignahrung

Abneigung gegen Kauen
Verlangen nach Saft

Seltene Nahrungsaufnahme

kaum etwas zu essen da
Man kann das nur ab und zu mal machen.
sich die übrige Zeit ausruhen

Größe

größer als ich
stärker als ich
etwas ziemlich Kleines

VERGIFTUNG

stechen, beißen, Gift

BESONDERHEITEN DER SPINNEN

Zischen
„Sie saugen mir die Seele aus." Möglicherweise bezieht sich das auf die Art, in der Spinnen fressen: Ohne Kauwerkzeuge müssen sie ihre Mahlzeit noch vor der Aufnahme verdauen. Dem Opfer werden Verdauungssäfte injiziert, woraufhin die vorverdaute, flüssige Substanz aufgesaugt wird.

Er ist unruhig und hat ein schwaches Selbstwertgefühl. Dyspraxie und Verhaltensprobleme sind verbreitete Spinnen-Pathologien.

Seine lebhafte Erzählung lässt keinen Zweifel daran, dass der Junge ein Spinnenmittel braucht. Wie so häufig bleibt jedoch weitgehend unklar, um welches spezifische Mittel es sich handelt. Wir müssen den Fall aufmerksam studieren und darauf achten, was noch fehlt. Welches dominante Thema ist weder ein allgemeines Tierthema noch ein allgemeines Spinnenthema?

THEMEN SPEZIFISCHER MITTEL

Er hatte überhaupt kein Selbstwertgefühl mehr.
Sie kamen von allen Seiten.
Es war eine ganze Bande.
Selbstmordgedanken

Mittel: Aranea diadema

TOD; wünscht sich den Tod: Aranea diadema ist in dieser Rubrik hervorgehoben.

Massimo Mangialavori sagt, Aranea diadema sei nach seiner Erfahrung die Spinne mit dem niedrigsten Selbstwertgefühl.

Nach Divya Chhabras Beobachtung haben diese Menschen das Gefühl, sich nach allen Seiten verteidigen zu müssen. Sie werden von einer Gruppe Menschen angegriffen, die von überallher kommen. Das ist auch das spezifische Gefühl des Jungen. In der Realität äußert es sich nach Aussage seiner Mutter als „ständige Schikanen" in der Schule.

Allgemeine Spinnenthemen, die in diesem Fall besonders betont sind

Größe: Er sprach sehr häufig von Größenverhältnissen: „Sie sind größer und stärker als ich", „etwas ziemlich Kleines". Aranea diadema ist die Spinne, bei der die Größe am stärksten betont ist. Sie ist eines von nur zwei Spinnenmitteln in der Rubrik „WAHNIDEEN, Illusionen; vergrößert, er ist".

POTENZWAHL

1M. Dieser Junge befindet sich eindeutig auf der Ebene der Wahnideen. Seine Ängste, Träume, Wünsche und Äußerungen drücken alle eine Störung aus, die primär in seiner Vorstellung verankert ist, und deshalb benötigt er die Potenz 1M.

BEHANDLUNGSERGEBNIS

Er sprach sofort gut auf das Mittel an, und seine Mutter brachte ihn weiterhin zweieinhalb Jahre lang zur Behandlung. Alle zwei bis drei Monate musste das Mittel wiederholt werden. Nach anderthalb Jahren reagierte er nicht mehr auf die 1M, doch eine Potenzsteigerung auf 10M rief wieder eine positive Reaktion hervor. Im Verlauf seiner homöopathischen Behandlung trat eine Besserung auf allen Ebenen ein. Er hörte auf, Gewalt gegen seine Mutter anzuwenden. Es verbesserten sich sein Verhalten und seine schulischen Leistungen. Seine verstörenden Träume verschwanden. Er wurde immer ausgeglichener. Die Schikanen in der Schule hörten auf, und er begann, Freundschaften zu schließen.

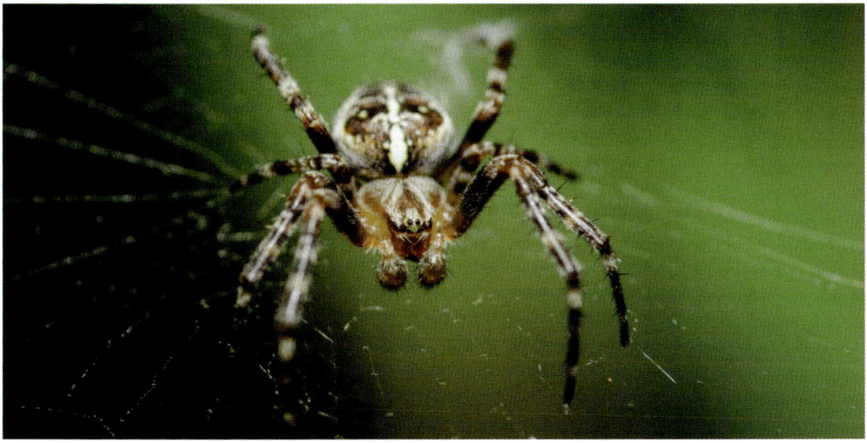

FALL 2

Frau, 27 J.
Hauptbeschwerde: Episodisch auftretende Kraftlosigkeit

P: Angefangen hat es vor zehn Monaten. Es ist schon fünf mal passiert. Jedesmal dauert es etwa eine Woche. Eines Morgens wache ich auf und habe überhaupt keine Kraft mehr. Ich versuche aufzustehen und bin ganz benommen. Ich habe überhaupt keine Kraft – ich kann nicht laufen, sondern verbringe die ganze Woche im Bett oder auf dem Sofa.
Zur selben Zeit habe ich sehr starke Migräne.
Ich versuche, die Schwäche zu ignorieren, aber ich muss mich einfach hinlegen.
Noch etwas: Seit vier Jahren habe ich Probleme, Essen zu verdauen. Es spielt keine Rolle, wer kocht, ob es Bio-Lebensmittel sind oder was auch immer. Mittlerweile wird mir sogar von einem Glas Leitungswasser übel, und ich muss mich übergeben. Am schlimmsten ist es abends, aber ich habe das auch zur Mittagszeit.

A: Was belastet Sie davon am meisten?

P: Dass ich überhaupt keine Kraft habe, das quält mich. Sogar wenn ich zur Toilette muss, kann ich nur ganz langsam aufstehen und laufen, bin benommen, und mir ist schwindelig. Und die Probleme mit der Migräne.

A: Wie sieht das aus, wenn es am schlimmsten ist?

P: Ich kann nicht stehen, ich muss mich hinlegen. Mir ist sogar im Sitzen schwindelig. Es bessert sich nur im Liegen. Es ist, als würden meine Beine mich nicht mehr tragen.

A: Beschreiben Sie mir die Kraftlosigkeit.

P: Sie sitzt hauptsächlich in den Beinen – obwohl: Wenn ich lese, fühlen sich auch meine Arme schwach an.

A: Erzählen Sie mehr über die Schwäche.

P: Ich will mich nicht übernehmen, weil ich nicht genug Kraft habe, damit fertig zu werden.

A: Beschreiben Sie das genauer.

P: Im Stehen ist mir schwindelig. Ich werde schläfrig und körperlich schwach und muss mich hinlegen.

A: Tritt der Schwindel zusammen mit der Schwäche auf?

P: Wenn ich laufe, dreht sich mir alles im Kopf, sodass ich nicht geradeaus laufen kann. In diesem Zustand, in dem meine Beine und mein Kopf sind, kann ich nicht aufstehen.

Das ist nicht ständig so; normalerweise tritt es nur morgens auf. Gegen Abend wird es besser. Jedes Mal, wenn ich aufstehe, spüre ich diesen starken Druck.

A: Beschreiben Sie das näher.

P: Als ob mein Kopf explodiert. Das fängt ganz schnell an und nur beim Aufstehen; wenn ich mich hinlege, wird es viel besser.

A: Erzählen Sie mir über Ihre Verdauungsprobleme.

P: Beim Frühstück muss ich ein bisschen aufstoßen, beim Mittagessen schon mehr, und mir ist übel. Abends versuche ich, nur eine leichte Mahlzeit einzunehmen, aber mir ist übel, und ich muss aufstoßen, und zwar nicht nur Luft, sondern auch Essen.

A: Wie sieht das aus, wenn es am schlimmsten ist?

P: Im Liegen wird es besser. Nach dem Abendessen lege ich mich normalerweise hin. Wenn ich das nicht mache, kommt drei bis vier Stunden lang viel Luft hoch. Das ist nicht besonders angenehm. Auch Essen steigt mit hoch, aber erbrechen muss ich nie. Mir ist übel, bis ich einschlafe. Oft gehe ich mit Übelkeit zu Bett. Immer wenn ich mich aufsetze, muss ich aufstoßen, und immer wenn ich liege, geht es mir besser.

A: Haben Sie sonst noch Probleme?

P: Ich habe immer Probleme mit der Periode. Seit zehn Jahren gehe ich regelmäßig zum Gynäkologen. Meine Periode kann irgendwann zwischen 20 und 40 Tagen auftreten, jeden Monat anders. Und jeden Monat hat das Blut eine andere Menge und Farbe. Auch die Schmerzen sind jedes Mal anders. Das Ganze lässt sich nie vorhersehen. Es kann ein messerartiger Schmerz sein oder ein Drücken – manchmal mit viel Blut, dann habe ich meist weniger Schmerzen.

A: Was ist das Schlimmste an der Schwäche?

P: Dass ich eine Woche lang nichts tun kann.

A: Erzählen Sie mehr davon.

P: Ich kann nicht lernen, ich kann nicht arbeiten – das quält mich wirklich.

A: Erzählen Sie mehr darüber, wie es sie quält.

P: Meine Arbeit ist strikt durchgeplant. Wenn ich eine Woche ausfalle, stecke ich echt in der Klemme, bin gestresst und mache mir Sorgen. Das bringt eine Menge Probleme, und ich fühle mich schuldig. Ich habe das Gefühl, eine schlechte Mitarbeiterin zu sein.

A: Könnten Sie sich bitte einmal selbst beschreiben, Ihre Wesensart?

P: Ich bin ziemlich ehrgeizig. Ich möchte alles aus mir herausholen, erreichen, was mir möglich ist. Zum einen ist das die Befriedigung, einer Herausforderung gewachsen zu sein, zum anderen hat es aber auch damit zu tun, dass meine Mutter sehr kritisch war. Ich bin in einem kritischen Umfeld aufgewachsen. Sie wollte aus mir und meiner Schwester das Beste herausholen. Ich kann sehr ungeduldig werden, aber ich will nun mal viel erreichen, und da ich nie sicher sein kann, ob ich alles erreiche, will ich alles sofort!

A: Bitte erzählen Sie mir über ihr Berufsleben.

P: Ich bin Journalistin, und dieser Beruf erfüllt mich sehr. Ich bin wirklich gut und bekomme viel positives Feedback. Ich gebe immer mein Bestes. Ich möchte noch mehr lernen.

A: Erzählen Sie mehr darüber.

P: Ich wollte mich in der Schule gerade mehr anstrengen, als mein Lehrer mich provozierte und herunterputzte, weil ich nicht gut genug sei. Das bewirkte, dass ich mich unzulänglich fühlte, und jeden Tag setzte ich mir das Ziel, mir abends beim Zubettgehen sagen zu können: „Ich habe wieder etwas dazugelernt, also bin ich etwas wert."

A: Erzählen Sie mehr davon.

P: Mein Lehrer hasste mich, und das konnte ich nicht ertragen. Also habe ich das als Herausforderung genommen. Ich war wirklich frustriert. Ich entwickelte eine große Liebe zum Lernen. Ich habe nie aufgehört zu lernen. Man wird nie fertig. Es ist ein kontinuierlicher Prozess. Immer, wenn ich mich unzulänglich fühle, will ich mehr lernen. Lernen ist so motivierend. Ich mache jeden Tag ein Brainstorming. Immer wieder stoße ich auf eine Aufgabe, bei der ich denke: „Das schaffe ich nie", doch dann lerne ich und probiere es aus und denke: „Ich will es versuchen."

A: Erzählen Sie mehr über das Gefühl der Unzulänglichkeit.

P: Ich will niemanden enttäuschen. Ich will, dass die anderen denken, dass sie auf mich zählen können und dass ich etwas wert bin.

A: Erzählen Sie mehr davon.

P: Wahrscheinlich, weil ich als Kind ständig zu hören bekam, ich sei faul und oberflächlich.

A: Erzählen Sie mehr davon.

P: Das gab mir das Gefühl, keine Fortschritte zu machen.

A: Erzählen Sie mehr davon.

P: Ich war unglücklich und hatte kein Selbstvertrauen. Plötzlich entwickelte ich Willenskraft, und seitdem bin ich immer stark gewesen und habe mich für alles, was ich tat, aus vollem Herzen engagiert.

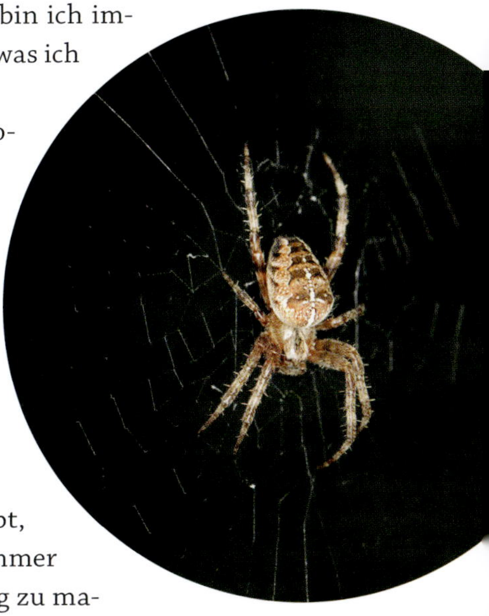

Seit meiner Kindheit habe ich ein paar Phobien. Ich habe eine echte Phobie vor Spritzen und Blut, und ich habe eine irrationale Angst vor Spinnen jeder Art. Ich komme nicht klar damit. Ich denke, das kommt daher, weil meine Schwester mir, als wir noch Kinder waren, Angst eingejagt hat, weil sie Macht über mich haben wollte. Wenn mir irgendeine Spinne in die Nähe kommt, bin ich einer Ohnmacht nahe. Meine Schwester und ich haben uns geliebt, aber als sie drei Jahre alt war, hatte sie immer eine Plastikspinne, mit der sie mich gefügig zu machen versuchte. Tatsache: Die größte Belastung in meinem Leben ist definitiv meine Schwester.

A: Erzählen Sie mehr davon.

P: Sie ist nicht sehr stabil; es ist schwierig, mit ihr zusammen zu sein. Sie ist der einzige Mensch, der mich auf die Palme bringen kann. Das macht sie mit Absicht.

A: Erzählen Sie mehr davon.

P: Sie macht mich fertig. Sie sagt Sachen, die nicht wahr sind und die gemein sind.

A: Fahren Sie fort.

P: Als wir Teenager waren, war sie richtig herrisch. Ich war ein bisschen arrogant, aber sie war größer!

A: Erzählen Sie mehr davon.

P: Es war unglaublich frustrierend, denn es gab nichts, womit ich mir Respekt verschaffen konnte. Sie war einfach ein Riesenluder, das auf mir herumtrampelte.

A: Erzählen Sie mehr davon.

P: Es war, als sei ich angekettet und versuche, die Ketten abzuwerfen, aber sie waren zu stark.

A: Beschreiben Sie das näher.

P: Ich war nicht stark genug, um gegen sie anzugehen. Das wäre eine enorme Anstrengung gewesen.

A: Wie fühlten Sie sich dabei?

P: Völlig nutzlos und sehr klein.

A: Beschreiben Sie das näher.

P: Sie hatte die Angewohnheit, mir dauernd Angst zu machen, mit den gemeinsten Dingen. Und sie hatte diese gewaltige Plastikspinne.

A: Erzählen Sie mehr davon.

P: Das war einfach entsetzlich, es war meine schlimmste Angst, ich konnte das nicht ertragen. Ich konnte nachts nicht schlafen. Ich konnte mich nicht bewegen, ich bekam keine Luft, wenn ich an diese Spinne dachte und dass sie sie nach mir werfen könnte.

Vor Kurzem bin ich meiner Schwester gegenüber ausgerastet. Es ist mir peinlich zuzugeben, dass ich sie angeschrien habe, aber sie hatte bei mir wirklich alle Knöpfe gedrückt, hat mich beleidigt und provoziert.

A: Erzählen Sie mehr über die Beziehung zu Ihrer Schwester.

P: Wenn sie mich schikanierte, wurde ich immer verbal aggressiv, und einmal habe ich versucht, sie mit einem Stuhl umzubringen. Ich brüllte ihr so viele Beleidigungen entgegen, wie ich nur konnte.

A: Wie war das Verhältnis, als sie jünger waren?

P: Sie war immer sehr respektlos. Sie sagte immer: „Du bist meine kleine Sklavin, und dagegen kannst du gar nichts tun." Sie sagte: „Ich bin der Boss." Ich konnte das nicht ertragen.

Sie sagte: „Neben mir bist du gar nichts." Sie hat mich völlig überwältigt. Und weil sie diese enorme Macht über mich hatte, reagierte ich aggressiv. Es war, als ob man vor einem Berg steht. Das hörte erst auf, als ich größer wurde und sie mich nicht mehr herumkommandieren konnte. Doch bis dahin war Aggression die einzig mögliche Reaktion, die mir zur Verfügung stand. Jedes Mal, wenn sie sagte: „Du bist ein Nichts, und du kannst nichts dagegen tun", reagierte ich darauf mit Angriff! Ich versuchte, sie körperlich zu besiegen. Ich konnte es nicht akzeptieren, dass sie sich über mich aufschwang.

A: Erzählen Sie mehr davon.

P: Es war, als würde ich niedergeschmettert, platt gemacht.

A: Beschreiben Sie das näher.

P: Das ist, als ob mich ein Zug überfährt. Es gab keine Möglichkeit, mich zu befreien oder mich auszudrücken.

A: Erzählen Sie mehr davon.

P: Ich war machtlos.

A: Beschreiben Sie das.

P: Es war entsetzlich. Sie wusste genau, wie sie mich mit dieser Plastikspinne beherrschen konnte.

Deshalb fühlte ich mich in unserer Beziehung immer unter Spannung. Sie konnte richtig gemein werden und mir Angst machen. Sie konnte mir mit dieser Plastikspinne einen furchtbaren Schrecken einjagen. Das Schlimmste an Horrorfilmen sind für mich jetzt Szenen, in denen Leute zu fliehen versuchen, ich hasse das.

A: Was passiert, wenn die Angst am schlimmsten ist?

P: Ich kann nicht schreien.

A: Wenn es mit Ihrer Schwester am schlimmsten war, wie war das für Sie?

P: Sie war größer, und ich hatte keine Chance, ihr zu zeigen, dass ich nicht klein bin. Es war die totale Niederlage, es war schrecklich. Wenn ich gekonnt hätte, hätte ich sie umgebracht. Ich konnte meine Wut nicht beherrschen, bin vor Wut explodiert. Sie sagte immer: „Du bist eine Marionette, eine Sklavin", und für mich ist das dasselbe, wie wenn ich meine Ziele nicht erreiche: Es macht mich wertlos.

A: Beschreiben Sie das näher.

P: Mein Leben basiert auf Zielen. Ich muss meine Ziele zu hundert Prozent erreichen – das ist der totale Sieg, das ist Glück.

A: Was ist das Schlimmste am Energiemangel?

P: Ich kann keine hundert Prozent geben.

A: Erzählen Sie mehr darüber.

P: Ich baue mein Leben nicht auf.

A: Erzählen Sie mehr darüber.

P: Ich tue nicht mein Bestes, ich schaffe nichts, sodass es morgen nicht besser sein wird als gestern.

A: Erzählen Sie mehr darüber.

P: Ich hatte immer das Gefühl, Fortschritte machen zu müssen; es geht ums Vorwärtsdrängen.

A: Erzählen Sie mehr darüber.

P: Ich muss wissen, dass ich mich wirklich verbessere, muss meine Persönlichkeit erweitern, vorwärtskommen. Als Kind habe ich alles halbfertig liegen gelassen, jetzt beziehe ich meine Befriedigung daraus, etwas zu Ende zu bringen. Wenn ich mich jetzt stark genug fühle und über genug Willenskraft verfüge, kann ich tun, was ich will, aber das kostet Energie. Das braucht man, um zu Ende zu bringen, was man angefangen hat, um vorwärtszukommen und etwas zu erreichen.

Fallanalyse

THEMEN DES TIERREICHS

Ich bin der Boss.
beherrscht werden
Macht über mich
Respektlosigkeit
heruntergeputzt werden
Angriff
Aggression
Ich wollte sie umbringen.
gejagte Menschen
Versuch zu fliehen
ein Riesenluder, das auf mir herumtrampelt
niedergeschmettert, platt gemacht
Ich habe nicht genug Kraft, damit fertig zu werden.
stark und engagiert

SPINNENTHEMEN

drangsalieren
Sie war richtig gemein zu mir.
Ihre Verfassung quält sie.

Sie wusste genau, wie sie mich gefügig machen konnte.
völlig überwältigt
der totale Sieg
Schikane

größer
enorme Macht
so groß wie ein Berg
riesig

Machtlosigkeit
Ich war nicht stark genug.
Ich konnte mich nicht bewegen.
Es gab keine Möglichkeit, mich zu befreien.

gefesselt
Es war, als sei ich angekettet.
Ich versuche, die Ketten abzuwerfen.
Sklavin, Marionette
Angst vor Spritzen

Gewalt
Ich reagierte immer aggressiv.
Ich hätte sie umgebracht.
Ich reagierte mit Angriff!
Beleidigungen
unter Spannung
Es war entsetzlich.

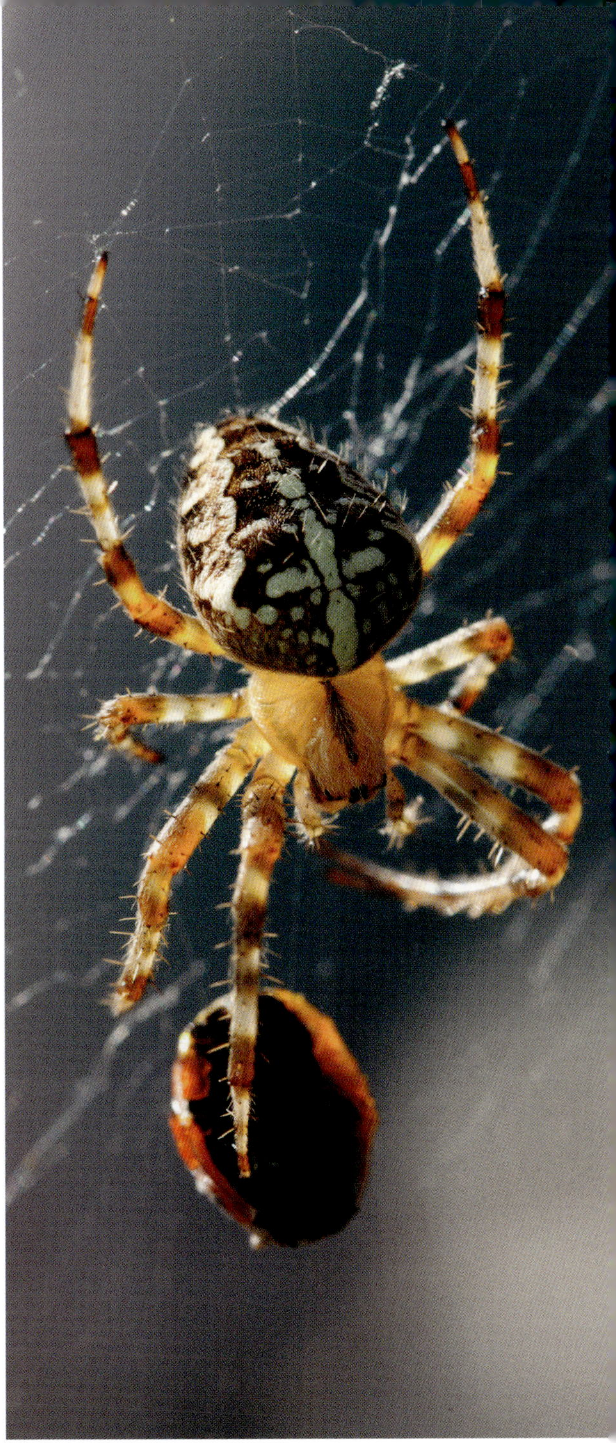

völlig nutzlos
sehr klein
kein Selbstvertrauen
wertlos
Ehrgeiz
Mein Leben basiert auf Zielen.
seine Ziele zu hundert Prozent erreichen
zielstrebig
Ich habe das als Herausforderung genommen.
Ich will es versuchen.

Ich habe nie aufgehört zu lernen.
Man wird nie fertig.
mein Leben aufbauen
Morgen wird es besser sein als gestern.
Fortschritt, Vorwärtsdrängen
etwas zu Ende bringen
etwas erreichen
Verbesserung

Welches spezifische Mittel?

Was fehlt noch?
Wir haben mehrere hilfreiche Hinweise
Sie hat eine sehr ausgeprägte Modalität: besser beim Hinlegen. Alles bessert sich im Liegen: ihre Schwäche, ihre Migräne und – was am eigentümlichsten ist – ihre Verdauungsstörungen. Wir können diese Modalität also als allgemeines Charakteristikum nehmen.
Woher kommt ihr Ohnmachtsgefühl? Sie betont wiederholt, dass ihre Schwester so viel größer war als sie. Die generelle Größenwahrnehmung der Spinnen ist also in ihrem Fall sehr ausgeprägt.
Sie spricht viel über Wertlosigkeit, Unzulänglichkeit und fehlendes Selbstvertrauen. Daher muss diese Eigenschaft der Spinnen bei ihrem Mittel stark vertreten sein.
Größenunterschied
Größe verleiht Macht.

Mangel an Selbstvertrauen
Ich fühlte mich unzulänglich.
Ich will, dass die anderen mich für wertvoll halten.
Ich war nicht gut genug.

Aranea diadema kommt in allen folgenden Rubriken vor:
GEIST, GEMÜT; WAHNIDEEN, Illusionen; vergrößert, er ist (83)
ALLGEMEINES; SCHWÄCHE; Ruhe; bess. (6)
ALLGEMEINES; MÜDIGKEIT, Ermüdung; Anstrengung; schl. (7)
ALLGEMEINES; MATTIGKEIT; periodisch (9)
SCHWINDEL; LIEGEN; Hinlegen, muss sich (37)
ALLGEMEINES; SCHWÄCHE; ohnmachtsartig (46)
MAGEN; ÜBELKEIT; Essen; nach (188)
ALLGEMEINES; SCHWÄCHE; nervöse, Neurasthenie (237)
ALLGEMEINES; STEIGEN; schl. (245)
ALLGEMEINES; HINLEGEN; Neigung zum Hinlegen (254)

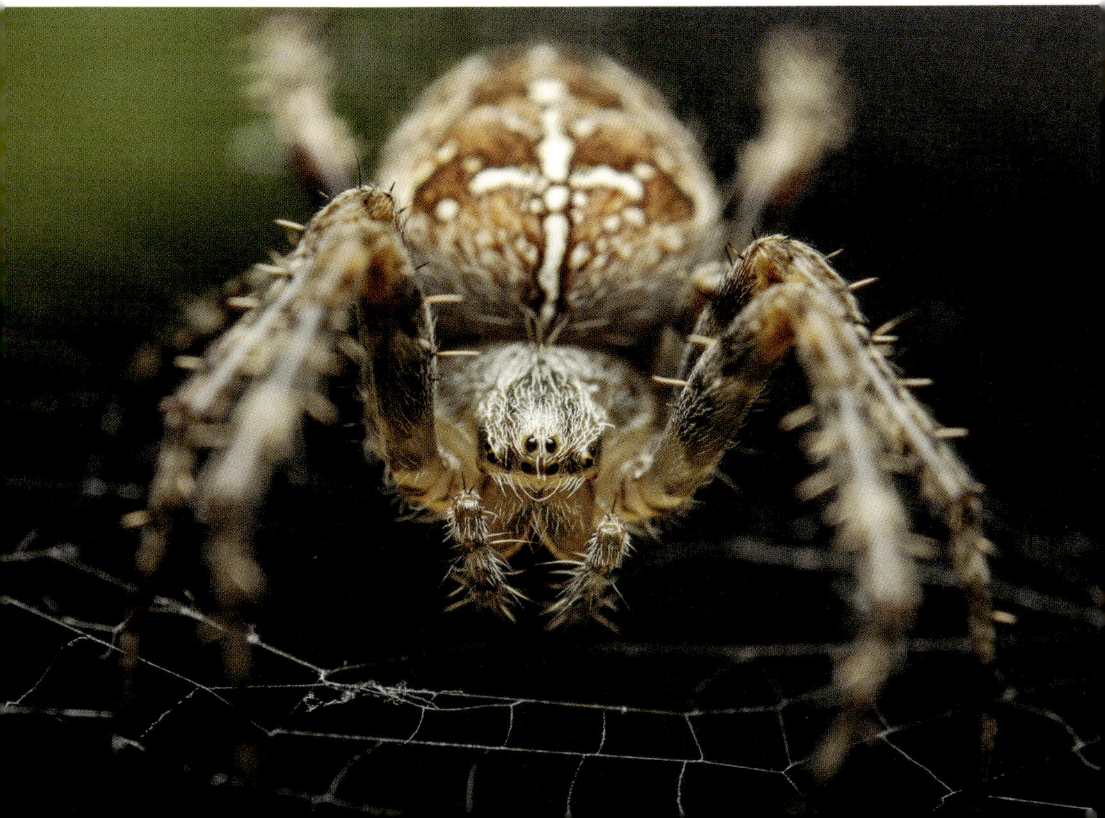

ALLGEMEINES; LIEGEN; bess.; während (269)
ALLGEMEINES; PERIODISCH (289)

Welches ist ihr Miasma? Ihre Unzulänglichkeits- und Schuldgefühle verweisen auf das Sykose-Miasma. Sie fühlt sich angegriffen, reagiert mit maximaler Aggression und hat ungeheure Angst, was zum akuten Miasma passt. In all ihren Beziehungen, sei es zur Mutter, zum Lehrer oder zur Schwester, fühlt sie sich kritisiert, angegriffen, fertiggemacht und unzulänglich. Sie reagiert darauf mit dem Drang, besser zu werden. Ihrer Schwester gegenüber reagiert sie von Zeit zu Zeit mit Wut- und Gewaltausbrüchen. Das ist das Malaria-Miasma.

Dieses Mittel führt alle Schlüsselaspekte ihres Falls wunderbar zusammen: die für das Tierreich typische Dynamik, fertiggemacht und überwältigt zu werden, die für die Spinnen typischen Themen Verfolgung, Größe, Ehrgeiz und Gemeinheit und ihre spezielle Sensibilität: Unter allen Spinnen erfährt Aranea diadema die bei Weitem stärkste Besserung durch Hinlegen.

Verschreibung: Aranea diadema

POTENZ

1M. Sie befindet sich eindeutig auf der Vorstellungsebene.

BEHANDLUNGSERGEBNIS

Die Patientin reagierte rasch in allen Bereichen ihres Befindens. Die episodisch auftretende Kraftlosigkeit verschwand völlig, ebenso wie die Verdauungsstörungen und die Migräne. Die Periode normalisierte sich und kam regelmäßig. Die Beziehung zu ihrer Schwester besserte sich deutlich. Innerhalb eines Zeitraums von neun Monaten waren zwei Wiederholungsgaben notwendig, und seit drei Jahren geht es ihr unverändert gut.

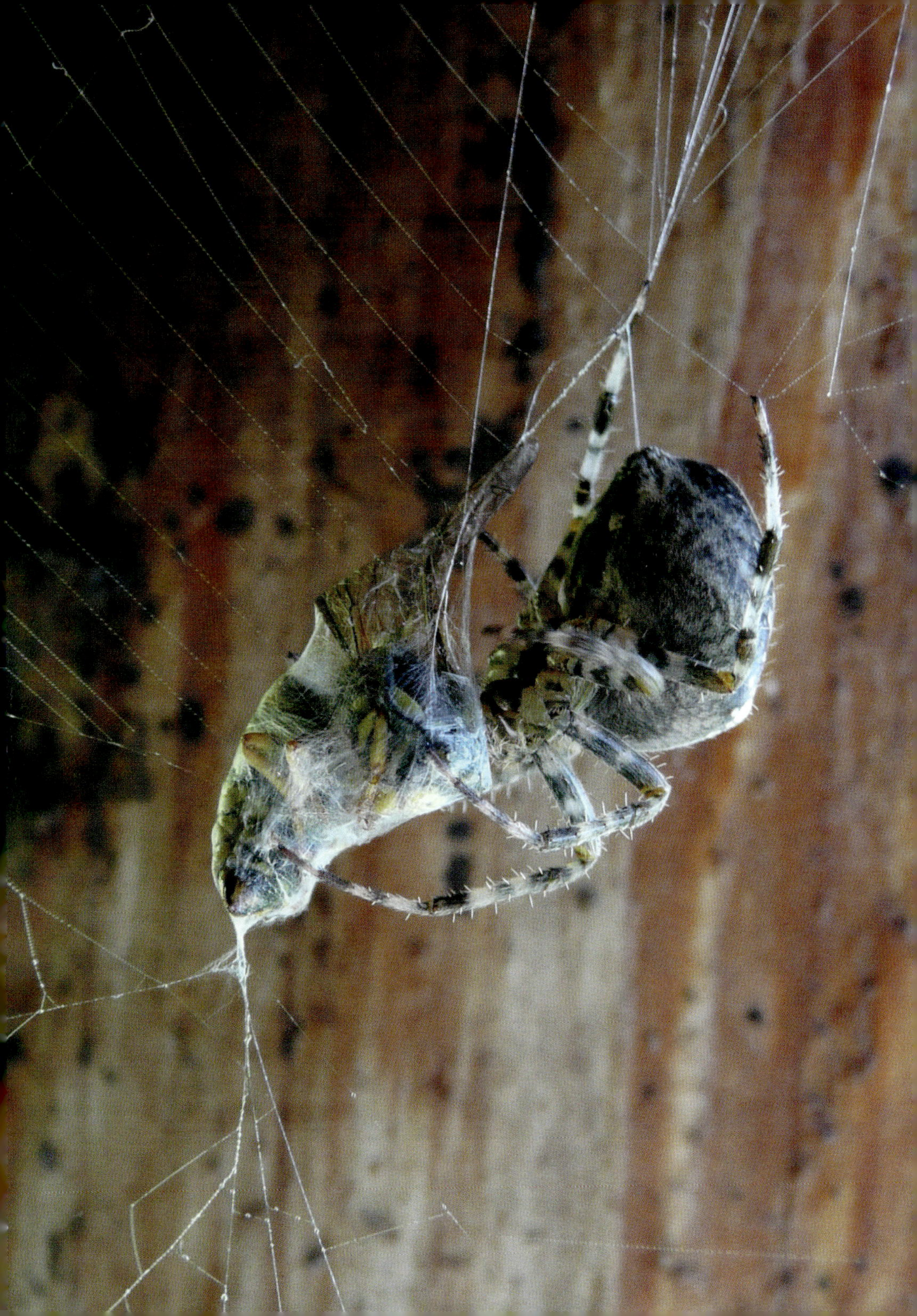

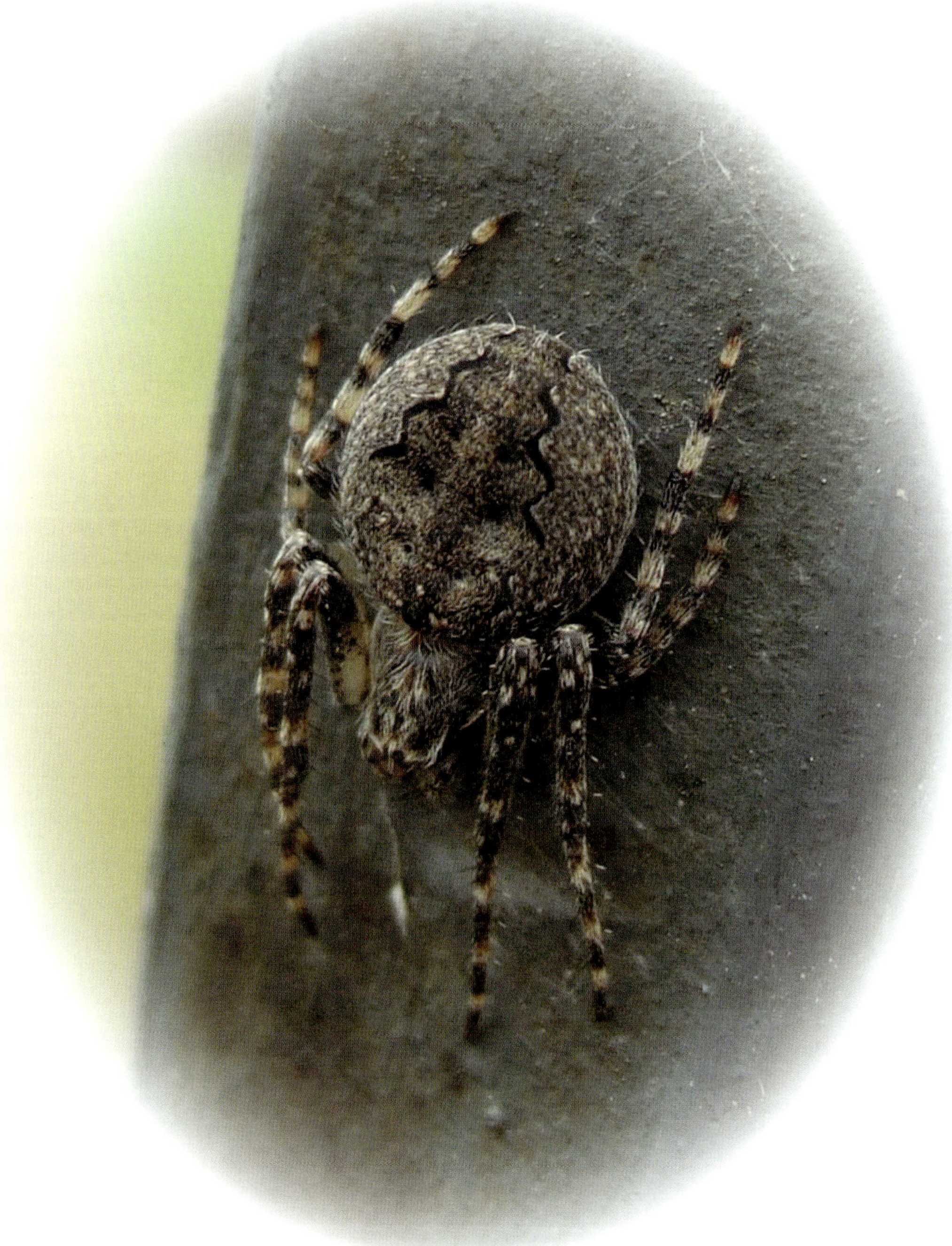

ARANEA IXOBOLA

Die Schwarze Kreuzspinne

ZENTRALE THEMEN

1. Langeweile

Lebensüberdruss
unfähig, sich zu konzentrieren
nachlässig, möchte am liebsten gar nichts tun

RUBRIKEN

GEIST, GEMÜT; ZEIT; vergeht zu langsam, erscheint länger (82)
GEIST, GEMÜT; LEBENSÜBERDRUSS, lebensmüde (116)
GEIST, GEMÜT; ARBEIT; geistige Arbeit; Abneigung gegen (292)
GEIST, GEMÜT; KONZENTRATION; schwierig, kann sich schlecht konzentrieren (423)

2. Ruhelosigkeit

Diese Patienten ertragen keinerlei Aufschub. Das zeigt sich in starker Frustration, wenn sie warten müssen, zum Beispiel an Verkehrsampeln. Sie haben keine Geduld, eine Aufgabe zu Ende zu führen, und neigen zu häufigen Berufswechseln. Es herrscht das Gefühl, dass nichts schnell genug fertig wird.

RUBRIKEN

GEIST, GEMÜT; STÖSST, schubst; andere (14)
GEIST, GEMÜT; RUHELOSIGKEIT, Nervosität; bewegen, muss sich ständig (41)
GEIST, GEMÜT; RUHELOSIGKEIT, Nervosität; extrem ausgeprägt (58)
GEIST, GEMÜT; RUHELOSIGKEIT, Nervosität; treibt von Ort zu Ort (168)
GEIST, GEMÜT; Eile, Hast (267)

3. Necken

Die Patienten sind oft witzig und bedienen sich geschickter Wortspiele.

Normalerweise handelt es sich dabei um einen gutartigen Humor. Die Neckereien sind zumeist gutmütig und sollen niemanden verletzen. Es sind freundliche, angenehme Zeitgenossen, in deren Gesellschaft man sich wohl fühlt.

RUBRIKEN

GEIST, GEMÜT; HÄNSELN (15)
GEIST, GEMÜT; WITZIG, geistreich (23)

4. Ängste

Angst vor dem Tod Angehöriger

RUBRIKEN

GEIST, GEMÜT; TRÄUME, Trauminhalte; tote, von Toten; Personen; Ehefrau (1)
GEIST, GEMÜT; TRÄUME, Trauminhalte; Tod, vom; Familie, in der (23)
GEIST, GEMÜT; TRÄUME, Trauminhalte; Tod, vom; Verwandte (35)
GEIST, GEMÜT; ANGST; Familie, um seine (51)

Von allen Spinnen hat Aranea ixobola die größten Ängste um ihre Angehörigen.

5. Unhöflichkeit

RUBRIKEN

GEIST, GEMÜT; ANTWORTEN, antwortet:
schnippisch, auffahrend
TRÄUME, Trauminhalte; Streit, Auseinandersetzung, von
UNHÖFLICH

Schroffe, ungehobelte Manieren sind bei Spinnenmitteln verbreitet.

6. Euphorie

Diese Patienten zeigen oft eine unnatürlich gehobene Stimmungslage – sie wirken etwas zu lebhaft und witzig.

RUBRIKEN

GEIST, GEMÜT; EUPHORIE (124)
GEIST, GEMÜT; GEDANKEN; Andrang, Zustrom von Gedanken (168)
GEIST, GEMÜT; GESCHWÄTZIGKEIT, Redseligkeit (258)
GEIST, GEMÜT; GEMÜTSERREGUNG, Anspannung, erregbar (500)

7. Häufige Erkrankungen

Psoriasis
Arthritis
Psoriasis-Arthritis

8. Tuberkulose-Miasma

Prüfung

Mezger 1952 an 32 Personen (25 Männer, 7 Frauen)

FALL 1

Mann, 30 J.
Hauptbeschwerden: Psoriasis und Psoriasis-Arthritis

Im Fragebogen schreibt er:

Ich habe Psoriasis und Psoriasis-Arthritis. Die Psoriasis begann vor etwa zehn Jahren, als ich 20 war. Zu Beginn waren nur Kopf, Stirn und Ohren befallen. Nach zwei Jahren wurde es zunehmend schlimmer, bis vor fünf Jahren, als sie sich schließlich über den ganzen Körper erstreckte. Es sind schuppige, juckende Flecken, die aufgrund der Entzündung und des Juckreizes starke Beschwerden verursachen. Die Arthritis betrifft beide Füße und die Finger, und ich nehme bei Bedarf Schmerzmittel dagegen. Die Gelenkschmerzen habe ich seit etwa sechs Jahren.

Bei der Anamnese sagt er:

P: Es quält mich, es geht mir an die Nieren. Im Gesicht ist es ganz schlimm. Die Arthritis sitzt in den Zehen, in den Daumen, in den Fingern. Die Psoriasis entzündet sich, bis meine ganze Haut kribbelt. Es juckt, und die Haut platzt auf, was sehr weh tut.

A: Wie fühlen sich ihre Gelenke an, wenn es am schlimmsten ist?

P: Furchtbar. Mit den Schmerzen in den Füßen bereitet mir das Gehen große Mühe.

A: Erzählen Sie mir, wie es Sie quält.

P: Es ist frustrierend.

A: Erzählen Sie mehr darüber.

P: Es macht mich fahrig, ich fühle mich unbehaglich und unwohl.

A: Fahren Sie fort.

P: Ein bisschen fühle ich mich auch jetzt so, in diesem Moment. Ich bin nicht entspannt. Unter dem Kragen ist mir heiß. Mein Mund ist trocken, und ich schwitze. (Er sitzt unruhig auf dem Stuhl und wechselt ständig die Position.)

A: Beschreiben Sie das näher.

P: Ich bekomme das im Urlaub, wenn ich von Fremden umgeben bin. Es ist mir peinlich, wenn ich am Pool bin, der Gedanke, dass die Leute es mitkriegen. Dann versuche ich, mich zu verstecken, gehe ins Wasser, um nicht gesehen zu werden.

A: Erzählen Sie mehr darüber.

P: Ich möchte mich am liebsten zusammenrollen und mich unter etwas verkriechen.

A: Beschreiben Sie bitte einmal Ihre Wesensart.

P: Ich bin 30 Jahre alt und Maschinenbauingenieur. Ich arbeite für eine Baufirma, die Schiffsteile herstellt. Manchmal ist es stressig, aber manchmal macht es richtig Spaß.

Ich flachse gern rum, doch manchmal schwenke ich total um und bin von einer Minute zur anderen deprimiert.

A: Beschreiben Sie das näher.

P: Manchmal möchte ich meinen Job wechseln. Ich wechsele die Jobs ziemlich häufig.

A: Weiter.

P: Ich arbeite gern mit neuen Leuten. Das ist wie Flitterwochen, wenn man neue Leute und neue Dinge kennenlernt. Ich bin kein Star, aber ich werde geschätzt. Ich genieße das Lob, doch dann ödet es mich immer mehr an, und mich packt wieder die Wanderlust.

A: Erzählen Sie mehr über die Flitterwochen.

P: Man lernt alle kennen, ganz verschiedene Menschen, sie erzählen ihre Geschichten, woher sie kommen und was sie schon gemacht haben, man lacht und scherzt.

A: Erzählen Sie mehr darüber.

P: Man spielt den Leuten Streiche.

A: Weiter.

P: Zum Beispiel irgendwelches Zeug in den Werkzeugkasten stecken. Sie verulken.

Manchmal lasse ich mich gern unter Druck setzen. (Er drückt die Hand nach innen.)

A: Beschreiben Sie das näher.

P: Langeweile ist schlimmer. Es ist gut, ständig in Bewegung zu sein.

A: Wie ist das, wenn Sie sich langweilen?

P: Ich muss mich bewegen. Wenn ich mich langweile, hänge ich meinen Tagträumen nach, und mein Geist geht auf Wanderschaft. Wenn ich bei der Arbeit auf eine Maschine warten muss, um sie fertig zu programmieren, werde ich unruhig. Ich kann es nicht erwarten, sie fertig zu programmieren, damit ich endlich mit der nächsten Aufgabe weiterkomme.

A: Was sind Ihre liebsten Freizeitbeschäftigungen?

P: Ich spiele sehr gern Fußball, aber mit den Fußschmerzen kann ich jetzt nicht einmal einen Ball treten.

A: Haben Sie irgendwelche Ängste?

P: Ich mache mir große Sorgen, dass meiner Frau oder meinen Eltern etwas zustoßen könnte. Um mich selbst sorge ich mich nie, obwohl ich Motorrad fahre. Ich bin sehr familienorientiert und verbringe den Abend lieber mit meiner Familie als im Pub. Meine Familie würde mich als fürsorglich, liebevoll und hilfsbereit beschreiben, meine Freunde als zufrieden, freundlich, verträglich und als jemanden, mit dem man Spaß haben kann.

A: Erzählen Sie mir bitte von Ihrer Kindheit.

P: Ich hatte eine schöne Kindheit. Probleme hatte ich nur, weil ich in der Schule zu viel herumgespielt habe und durch Prüfungen gefallen bin, die ich hätte bestehen können. Ich war schadenfroh, aber nie gemein.

A: Beschreiben Sie das näher.

P: Ich habe gern meinen älteren Bruder geärgert, bis er sich mit mir prügeln wollte.

A: Weiter.

P: Ich habe ihm zum Beispiel sein Spielzeug weggenommen oder mich vor den Fernseher gestellt, sodass er nichts sehen konnte ... Ich habe einfach immer eine Gelegenheit gesucht, ihm einen Streich zu spielen.

A: Erzählen Sie mehr über Ihre Kindheit.

P: Sie war glücklich. In meiner ersten Lehrstelle wurde ich nach dem ersten Lehrjahr gefeuert, weil ich Mist gebaut hatte.

A: Beschreiben Sie das näher.

P: Ich bin nicht zum Unterricht erschienen. War mir zu langweilig. Ich hab Mist gebaut.

Fallanalyse

SPINNENTHEMEN

quälen
necken
schadenfroh
verulken
anderen Streiche spielen
„Mist bauen“
Wanderlust
Ruhelosigkeit
kribbelnde Haut
Angst um die Familie

Was fehlt noch als Hinweis auf die spezifische Spinne?

Er ist ruhelos. Bei der Arbeit kann er es nicht abwarten, bis etwas fertig ist - das ist ein Leitsymptom von Aranea ixobola.

Die diesem Mittel eigene Neigung, sich schnell zu langweilen, spiegelt sich in seiner Angewohnheit wider, ständig die Jobs zu wechseln.

Seine Lust an Neckereien ist durch und durch gutartig, daran ist nichts Bösartiges, und auch das passt zu Aranea ixobola.

Weitere Themen dieses Mittels, die bei ihm auftauchen, sind die große Angst um das Wohlergehen seiner Nächsten sowie die Kombination aus Arthritis und Psoriasis.

Zudem zeigt er ein eigentümliches Symptom: Er lässt sich gern unter Druck setzen und illustriert die damit einhergehende Empfindung mit einer nach innen drückenden Handbewegung. So drückt sich die Empfindung im Tuberkulose-Miasma aus, welches das Gefühl hat, die Zeit würde ihm davonlaufen, ein Druckgefühl, begleitet vom Verlangen nach hektischer Aktivität, um sich aus der Bedrückung zu befreien. Beruflich hat er mit Maschinen zu tun, die mit Zeitschaltuhren laufen - ein bestimmtes Programm, das in einer festgesetzten Zeit abläuft. Ihm gefällt dieses Zeitlimit! Warum? Womöglich darum, weil es sein inneres Erleben perfekt reflektiert, und wenn er in eine Situation gerät, die diesem Zustand entspricht, lindert sie auf homöopathische Weise die innere Anspannung. Nur in diesen

Momenten, in denen die äußere Realität seinen inneren Zustand spiegelt, fühlt er sich normal. Dasselbe gilt für uns alle. Aus diesem Grund auch sind der von uns gewählte Beruf und ganz besonders unsere bevorzugten Freizeitaktivitäten für den Homöopathen so aufschlussreich, weil wir uns immer nur das aussuchen, was unser inneres Unbehagen spiegelt und bis zu einem gewissen Ausmaß homöopathisch lindert.

THEMEN DES TUBERKULOSE-MIASMAS

Verlangen nach häufigen Veränderungen
genießt Zeitdruck

Verschreibung: Aranea ixobola C200, Einmalgabe

Reaktion auf die Behandlung

Er sprach wundervoll auf sein Mittel an. Innerhalb weniger Wochen verschwanden all seine Gelenkschmerzen, und er kann seitdem zu seiner großen Freude wieder Fußball spielen. Schon bald fühlte er sich auch in seiner Haut wieder wohl. Er wurde wesentlich entspannter und weniger rastlos. Mehr als sechs Jahre hielt er es im selben Job aus. Die starken Ängste um seine Beziehungen verschwanden. Seine Haut wurde, angefangen vom Gesicht und dann nach und nach am ganzen Körper abwärts, wieder rein. Über mehrere Jahre hinweg nahm er eine Reihe verschiedener C- und LM-Potenzen ein. Interessanterweise brauchte die Besserung seines Hautleidens mehr als sechs Jahre, während alles andere sich innerhalb weniger Monate besserte.

FALL 2

Mann, 46 J.
Hauptbeschwerden: Psoriasis und Psoriasis-Arthritis

Dieser Patient war dem ersten Aranea-ixobola-Fall auffallend ähnlich. Er übte sogar denselben Beruf aus! Hier einige interessante Auszüge aus seiner Erstanamnese.

Im Fragebogen schrieb er:
Ich hasse es, warten zu müssen. Ich bin sehr ungeduldig.

Natürlich kam ich an diesem Morgen zu spät in die Praxis, was uns beide amüsierte, und dann erläuterte er das Ganze näher:

P: Wenn ich sage, ich will etwas fertig bekommen, dann wird es auch fertig! Ich lege Wert auf Pünktlichkeit und erwarte das auch von anderen. Wenn ich zum Beispiel an der Ampel warten muss, weil andere nicht in die Gänge kommen, werde ich furchtbar ungeduldig. Ich werde nervös. Ich ertrage es nicht, aufgehalten zu werden.

Im Fragebogen hatte er auch geschrieben:
Ich mache mir große Sorgen um meine Kinder und meine Eltern.
Ich kann über einen Witz lachen.

A: Sie schrieben, Sie können über Witze lachen. Erzählen Sie mehr darüber.
P: Egal, worüber wir gerade sprechen, ich kann immer einen Witz darüber reißen. Es macht mir nichts aus, wenn andere sich über mich lustig machen. Oft bin ich direkt ein bisschen kindisch. Ich verhalte mich nicht meinem Alter entsprechend. Ich finde alles Mögliche lustig; ich kann aus allem einen Witz machen.

A: Was sind ihre größten Ängste?

P: Meine Kinder. Ich mache mir große Sorgen um sie. Ich will nicht, dass irgendeines krank wird. Ich will nicht, dass mein Vierzehnjähriger mit dem Rad auf der Straße fährt, deshalb sage ich, er soll auf dem Gehweg fahren, auch wenn das verboten ist. Und mein Siebzehnjähriger geht dieses Wochenende mit Freunden weg, und ich mache mir Sorgen, ob alles gut geht.

Er hatte ein Jahr lang Schmerzen in der rechten Schulter. Das Schultergelenk schmerzte bei jeder Bewegung.

Fallanalyse

SPINNENTHEMEN

Ungeduld
erträgt es nicht, aufgehalten zu werden
Angst um die Familie
lacht, scherzt, ist kindisch, macht sich lustig
Gelenkschmerzen

Gründe für die Wahl von Aranea ixobola

Dieses Mittel hat einen sanften, freundlichen Humor. Es ist selten bösartig, und dieser Mann war gutmütig.

Angst um geliebte Menschen steht bei diesem Mittel ganz oben, und seine Sorgen um seine jugendlichen Söhne sind sehr ausgeprägt.

Die Kombination aus Psoriasis und Arthritis gehört zum Mittelbild von Aranea ixobola.

Verschreibung: Aranea ixobola C200

Follow-up nach 2 Monaten

Ich fühle mich viel wohler. Meine Frau hat den Unterschied bemerkt, und sogar bei der Arbeit bin ich viel entspannter.

Mein Knie ist die einzige Stelle mit Psoriasis, die jetzt noch juckt. Ich habe genügend Energie.

Meine rechte Schulter ist viel besser. Die Schmerzen sind vollständig verschwunden, und ich kann sie wieder normal bewegen.

FALL 3

Frau, 47 J.
Hauptbeschwerden: Psoriasis und Gelenkschmerzen

Sie ist vollkommen schwarz gekleidet mit Ausnahme einer auffälligen, leuchtend orangen Weste.

P: Ich habe alles verloren – mein Haus, meinen Job. Das Einzige, was ich aus dieser Beziehung mitgenommen habe, ist mein Hund. Jetzt habe ich mich wieder aufgerappelt, und alles läuft.

A: Erzählen Sie mehr darüber.

P: Die Trennung ist mir egal – es geht um zehn vergeudete Jahre. Dafür hasse ich ihn. Aus dem Abstand von 18 Monaten erkenne ich jetzt, dass es ein Netz war – seine Art, mich einzuspinnen und einzuweben. Das ging so weit, dass ich ohne ihn das Haus nicht mehr verlassen oder mit seinen Freunden reden konnte. Er hat mich so von sich abhängig gemacht! Und dafür hasse ich ihn. Man könnte sagen, er hat sich mich geangelt. Dafür hasse ich ihn am meisten. Jetzt habe ich mich ganz allein wieder aufgerappelt und will endlich wieder vorwärtskommen, da sollte meine Haut nicht solche Probleme machen.

A: Erzählen Sie mehr über diese Beziehung.

P: Alle in meiner Familie sagen, er hätte mich wie einen Vogel im Käfig gehalten und nur manchmal rausgelassen. Er konnte einem so geschickt das Wort im Mund herumdrehen. Er hat mir wirksam eingebläut, was ich darf und was nicht. Ich leide unter Panikattacken. Er war ein cleverer Manipulator.

A: Erzählen Sie mehr über den Vogel im Käfig.

P: Hinter verschlossenen Türen war es eine Art Missbrauch. Er ließ mich nie raus. Ich hatte keinerlei Eigenständigkeit mehr.

A: Erzählen Sie mehr darüber.

P: Am Anfang fand ich es ganz bequem, wie er mein Leben kontrollierte, es gab mir Sicherheit, doch jetzt sehe ich, wie verdreht das war. Mir war klar, was da abgeht, aber ich sah keinen Ausweg.

A: Könnten Sie sich bitte selbst beschreiben?

P: Ich arbeite als Chefsekretärin. Das gefällt mir. Ich bin der Dreh- und Angelpunkt des Teams und organisiere alles; ich habe die Kontrolle. Alle Mails kommen bei mir an, und ich verteile sie dann. Ich werde mit Informationen überschwemmt, aber das mag ich. Ich kontrolliere die Terminplaner.

A: Können Sie noch mehr über sich sagen?

P: Mir war das nie bewusst, aber seit ich diesen Job habe, wird mir gesagt, ich sei echt witzig, und ich bin als Pausenclown bekannt.

A: Erzählen Sie mehr darüber.

P: Intelligenter Humor, Wortspiele.

Körperlich hat sie etliche Symptome:
Stellen mit Psoriasis an Armen und Beinen; Schmerzen in mehreren Gelenken; Hitzewallungen und eine generell erhöhte Temperatur; starkes Verlangen nach kalten Getränken; aufgeblähter Bauch mit Flatulenz; Krämpfe in den Beinen.

Fallanalyse

SPINNENTHEMEN

einspinnen und einweben
sich jemanden angeln
Abneigung gegen Zeitvergeudung
Alles läuft.
Ich will vorwärtskommen.
Er hat mir wirksam eingebläut...
Ich hatte keinerlei Eigenständigkeit mehr.
Er kontrollierte mein Leben.
Er war clever.
Manipulation
Es war verdreht.

Ich bin der Dreh- und Angelpunkt.
Ich organisiere sie.
Ich kontrolliere die Terminplaner.
echt witzig
der Pausenclown
typische Spinnenkleidung: dunkel mit einem Farbtupfer

THEMEN VON ARANEA IXOBOLA

intelligenter Humor
Wortspiele
Kombination aus Arthritis und Psoriasis
All ihre körperlichen Symptome werden von Aranea ixobola abgedeckt.

Das Interessante an diesem Fall ist, dass die spinnentypische Kontrolle über andere sich sowohl subjektiv als auch objektiv manifestiert. Sie wurde von ihrem Ex-Partner in einem extremen Ausmaß kontrolliert, indem er sie „einspann und einwebte", doch zugleich gefällt ihr an ihrem neuen Job ganz besonders, „Dreh- und Angelpunkt" der Firma zu sein: Alle Informationen laufen bei ihr zusammen, und sie reagiert darauf mit Kontrolle über ihre Mitarbeiter. Der Spinnenzustand ist typisch für clevere Politiker, die die Begabung haben, sich mit vielen Menschen zu vernetzen, sowie die Energie und den Drang, zu kommunizieren und Informationen zu sammeln und dann das Verhalten der sie umgebenden Menschen geschickt zu orchestrieren.

Verschreibung: Aranea ixobola C200, Einmalgabe

Nach der Mitteleinnahme

P: Ich bin wieder die alte! Mein Schwung ist wieder da, das sagen auch andere. Am Tag nach der Mitteleinnahme hatte ich das Gefühl, als ob sich etwas in meinem Magen verschiebt, und in derselben Nacht träumte ich von Vulkanen, und am Tag darauf war ich wieder ich selber! Die Hitzewallungen haben aufgehört, und mir ist allgemein nicht mehr so heiß. Ich habe nicht mehr solches Verlangen nach kalten Getränken. Meine Haut ist besser geworden, und mein Reizdarmsyndrom ist weg. Ich hatte keine Krämpfe mehr.

Es ging ihr weiterhin gut, und nach mehreren Monaten beendete sie die Behandlung.

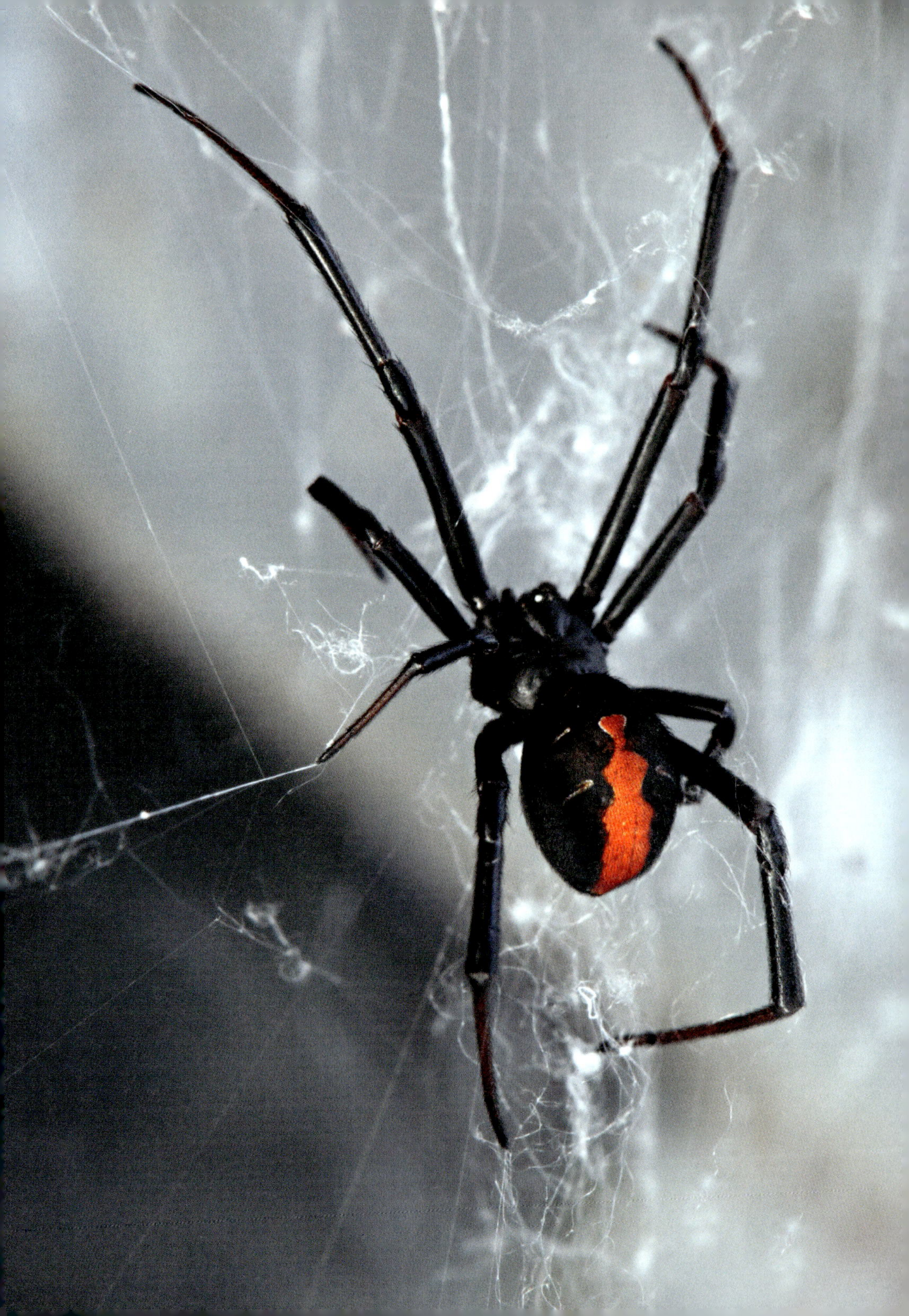

LATRODECTUS HASSELTII

Die Rotrückenspinne

ZENTRALE THEMEN

1. Gefühl, verfolgt, angegriffen und verletzt zu werden

RUBRIKEN

GEIST, GEMÜT; TRÄUME, Trauminhalte; verfolgt, wird; von einem Mann; Gewalt antun will, der ihr (5)
GEIST, GEMÜT; TRÄUME, Trauminhalte; Vergewaltigung, von; verfolgt mit der Absicht einer, wird (5)
GEIST, GEMÜT; TRÄUME, Trauminhalte; Hunden, von; verfolgt von (9)
GEIST, GEMÜT; TRÄUME, Trauminhalte; Fliehen, vom (13)
GEIST, GEMÜT; TRÄUME, Trauminhalte; verfolgt, wird; Polizei, von der (14)
GEIST, GEMÜT; TRÄUME, Trauminhalte; verwundet worden zu sein (16)
GEIST, GEMÜT; TRÄUME, Trauminhalte; verraten, wird (17)
GEIST, GEMÜT; TRÄUME, Trauminhalte; Verstecken; Gefahr, vor (19)

2. Heftigkeit, Gewalt

Im Kommentar zu ihrer Prüfung macht Julia Twohig auf die Heftigkeit sowohl der seelischen als auch der körperlichen Symptome aufmerksam. Dies ist eines der gewalttätigsten Spinnenmittel. Es reagiert auf Angriff mit Gegenangriff.

RUBRIKEN

GEIST, GEMÜT; TRÄUME, Trauminhalte; tötet; Schwester (1)
GEIST, GEMÜT; IMPULSIV; gewalttätig zu werden (5)
GEIST, GEMÜT; GEDANKEN; hartnäckige; heftig (6)
GEIST, GEMÜT; ANGRIFFSLUSTIG (10)
GEIST, GEMÜT; TRÄUME, Trauminhalte; tötet (15)
GEIST, GEMÜT; TRÄUME, Trauminhalte; Verstümmelung, von (22)
GEIST, GEMÜT; MANIE, Verrücktheit; Raserei, mit (36)
GEIST, GEMÜT; TRÄUME, Trauminhalte; Mord, von (95)

3. Frustration, Ohnmachtsgefühl

RUBRIKEN

GEIST, GEMÜT; WAHNIDEEN, Illusionen; Arbeit; vollenden, kann nicht (5)
GEIST, GEMÜT; EILE, Hast; Beschäftigung, bei einer; möchte mehrere Dinge gleichzeitig tun; zu Ende führen, aber kann nichts (6)
GEIST, GEMÜT; TRÄUME, Trauminhalte; Boote; geht unter (10)
GEIST, GEMÜT; VERGESSEN; etwas, hat ständig das Gefühl, er hätte (17)
GEIST, GEMÜT; SPÄT, immer zu (19)
GEIST, GEMÜT; KONZENTRATION; schwierig, kann sich schlecht konzentrieren; Arbeit, während (21)
GEIST, GEMÜT; VERWIRRUNG, geistige; Schreiben, beim (21)
GEIST, GEMÜT; WAHNIDEEN, Illusionen; falsch; alles ist (26)
GEIST, GEMÜT; LESEN; fällt schwer (27)
GEIST, GEMÜT; TRÄUME, Trauminhalte; Reisen, von; Schwierigkeiten, unter (29)
GEIST, GEMÜT; TRÄUME, Trauminhalte; Schwierigkeiten, von (37)
GEIST, GEMÜT; TRÄUME, Trauminhalte; erfolglose Bemühungen; verschiedene Dinge zu tun (41)

4. Selbstsicherheit

Es findet sich auch der Gegenpol zum Ohnmachtsgefühl.

RUBRIKEN

GEIST, GEMÜT; TRÄUME, Trauminhalte; Stärke, von großer (2)
GEIST, GEMÜT; TRÄUME, Trauminhalte; Wasser; Gehen; auf (3)

GEIST, GEMÜT; REDEN, redet; begeistert, schwärmerisch (3)
GEIST, GEMÜT; SORGLOS, unbekümmert (25)

5. Zufriedenheit

Ein Gefühl der Ruhe und Ausgeglichenheit.

RUBRIKEN

GEIST, GEMÜT; ZUFRIEDEN; sich selbst, mit (47)
GEIST, GEMÜT; LOSGELÖST, wie (87)
GEIST, GEMÜT; GEDANKEN; Klarheit der Gedanken (137)
GEIST, GEMÜT; AUSGEGLICHENHEIT (270)

Diese Losgelöstheit und Ruhe trat in der Prüfung besonders markant zutage.

6. Empfindlichkeit gegen Kränkungen und ungerechtfertigte Vorwürfe oder das Gegenteil: Ignoranz von Kritik

RUBRIKEN

GEIST, GEMÜT; TEILNAHMSLOSIGKEIT, Apathie, Gleichgültigkeit; Tadel, gegen jeglichen (2)
GEIST, GEMÜT; RASEREI, rasende Wut; Beleidigungen, nach (4)
GEIST, GEMÜT; TRÄUME, Trauminhalte; Beleidigungen, von (12)
GEIST, GEMÜT; REIZBARKEIT; betrachtet alles von der schlechten Seite (22)
GEIST, GEMÜT; EHRGEFÜHL; Ehrgefühl, verletztes, schl. (22)
GEIST, GEMÜT; TRÄUME, Trauminhalte; Beschuldigungen; Verbrechens beschuldigt, wird fälschlich eines (22)
GEIST, GEMÜT; TRÄUME, Trauminhalte; Beschuldigungen (28)

7. Hört leise Stimmen

RUBRIKEN

GEIST, GEMÜT; WAHNIDEEN, Illusionen; Stimmen; hört; nachts (4)
GEIST, GEMÜT; WAHNIDEEN, Illusionen; Flüstern (5)

8. Probleme mit den Extremitäten

RUBRIKEN

EXTREMITÄTEN; SCHWÄCHE; Gelenke; verrenkt oder verstaucht, leicht (6)
EXTREMITÄTEN; SCHMERZEN, Gliederschmerzen; verstaucht, wie (221)
EXTREMITÄTEN; UNGESCHICKLICHKEIT (225)

Das den Spinnen gemeinsame Merkmal schmerzender, leicht verletzbarer Gelenke ist bei diesem Mittel besonders ausgeprägt.

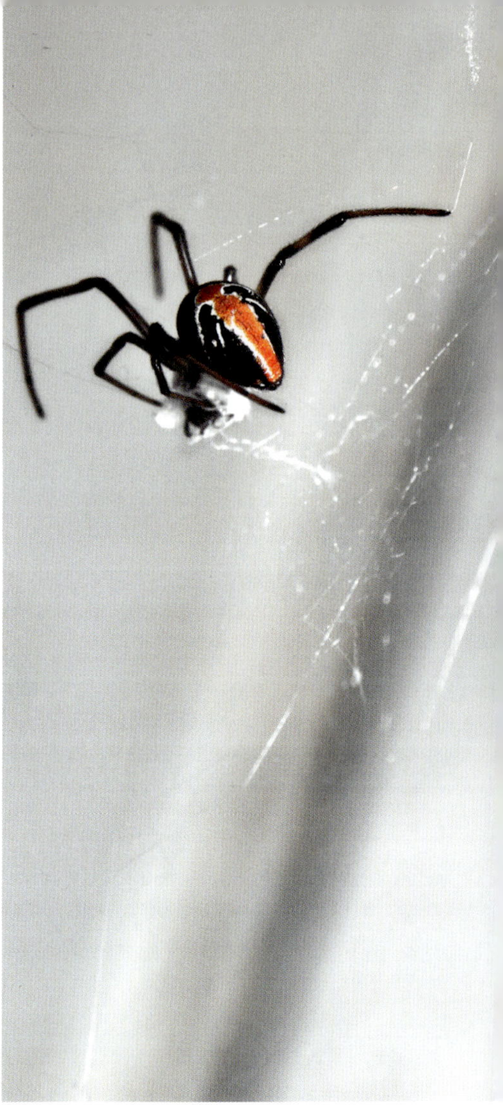

9. Fliegen

RUBRIKEN

GEIST, GEMÜT; WAHNIDEEN, Illusionen; schwebt, meint, er; Luft, in der
GEIST, GEMÜT; WAHNIDEEN, Illusionen; fliegen; er oder sie
GEIST, GEMÜT; WAHNIDEEN, Illusionen; leicht, körperlos, nicht stofflich, hält sich für

10. Lepra-Miasma

Zu den Gemütssymptomen gehören Scham, Selbstzerfleischung und Selbstverletzung. Es findet sich auch eine Entfremdung von der Familie. Die Zufriedenheit kann auch in der Kompensation als ihr Gegenpol auftreten, was für Mittel aus dem Lepra-Miasma typisch ist.

Die folgenden Rubriken mit Latrodectus hasseltii verweisen alle auf das Lepra-Miasma:

GEIST, GEMÜT; TRÄUME, Trauminhalte; Verletzung, Wunden, von; selbstzugefügten (2)
GEIST, GEMÜT; GESELLSCHAFT; Abneigung gegen; kann niemanden ertragen (6)
GEIST, GEMÜT; GERINGSCHÄTZUNG der eigenen Person (7)
GEIST, GEMÜT; FAMILIENMITGLIEDER, Abneigung gegen; Eltern, Abneigung gegen die (10)
GEIST, GEMÜT; SCHAM; Beschwerden durch, schl. (15)
GEIST, GEMÜT; WAHNIDEEN, Illusionen; Freund, ein geliebter; Zuneigung seines Freundes verloren, hat (19)
GEIST, GEMÜT; TRÄUME, Trauminhalte; Körper, Körperteile; abgeschnittene (24)
GEIST, GEMÜT; TRÄUME, Trauminhalte; Verstümmelung, von (24)
GEIST, GEMÜT; EHEMANN; Abneigung gegen (25)
GEIST, GEMÜT; TRÄUME, Trauminhalte; Exkremente (34)
GEIST, GEMÜT; PERSONEN, Abneigung gegen; bestimmte (36)
GEIST, GEMÜT; TRÄUME, Trauminhalte; Vergewaltigung (40)
GEIST, GEMÜT; VERSTÜMMELN, Neigung, seinen Körper zu (41)
GEIST, GEMÜT; WAHNIDEEN, Illusionen; getrennt; Welt, er sei von der (72)

Die nachfolgend beschriebenen Fälle illustrieren diese Themen, insbesondere die der Gefahr, der Kränkung und Kritik und die darauf folgende Reaktion in Form von Zorn und Gewalt. Der erste Fall veranschaulicht deutlich das Thema der geplatzten Träume – ein Spinnenthema, das bei diesem Mittel stark betont ist.

Prüfung

Julia Twohig, Australien, 1996

Zoologische Merkmale von homöopathischem Interesse

Spinnenmännchen und junge Spinnen leben oft am Rand des Netzes des Weibchens und stehlen Speisereste. Die Rotrückenspinne gehört zu den wenigen Spinnentieren, die bei der Paarung sexuellen Kannibalismus zeigen.

Sie gehört auch zu den wenigen Spinnenarten, die Menschen ernstlichen Schaden zufügen können. Ihr Biss erzeugt ein Vergiftungssyndrom, das mit starken Schmerzen an der Bissstelle beginnt, die in der betroffenen Extremität nach oben steigen und über 24 Stunden anhalten. Es können auch generalisierte Symptome auftreten, die eine schwere Vergiftung anzeigen: Übelkeit, Erbrechen, Kopfschmerzen und starke *Unruhe*. Zu den eher seltenen Komplikationen gehören Krampfanfälle, Koma, Lungenödem, Atemstillstand oder lokale Hautinfektionen. Am meisten sind Kinder, ältere Menschen und Schwerkranke durch die gravierenden und sogar tödlichen Folgen eines solchen Bisses gefährdet. Gebissene Kleinkinder verstarben innerhalb von Stunden, während Todesfälle bei Erwachsenen innerhalb einer Zeit von bis zu 30 Tagen auftraten. Seit 1956 gibt es ein Gegenserum, seit dessen Einführung sind keine Todesfälle mehr aufgetreten, die direkt auf einen Biss der Rotrückenspinne zurückzuführen waren.

FALL 1

Mann, 31 J.
Hauptbeschwerde: Wiederholte Gelenkverletzungen

Im Fragebogen schreibt er:

Ich habe Schmerzen im rechten Knie. Das hat vor etwa einem Jahr angefangen, als ich häufiger und intensiver Fußball zu trainieren begann. Ich erholte mich gerade von einer vorangegangenen Verletzung. Im Laufe der Jahre habe ich mir die Gelenke oft verletzt und verstaucht. Ich spiele leidenschaftlich gern Fußball, weil ich mich dabei so lebendig fühle wie sonst nie. Die Frage ist nicht, ob ich wieder spielen *will* – ich *muss* wieder spielen.

Bei der Anamnese:

P: Ich habe also Schmerzen im rechten Knie. Sie sitzen am unteren Rand der Kniescheibe.
Ein Jahr lang hatte ich dasselbe Problem mit dem linken Knie. Anfang letzten Jahres war alles wieder gut, also habe ich das Training wieder aufgenommen, und jetzt macht mein rechtes Knie Probleme. Die Schmerzen verschlimmern sich, wenn ich renne oder sprinte oder die Richtung wechsele. Leider kann ich damit weder joggen noch Fußball spielen, das ist frustrierend.

A: Erzählen Sie mehr darüber.

P: Ich habe Probleme mit Knien und Fußgelenken, seit ich 17 war. Ich habe im Fußball große Fortschritte gemacht. Ich war Profi in den USA. In Großbritannien war ich mit 17 Halbprofi, da warf mich ein Wadenmuskelriss zurück, und ich konnte meine frühere Form nicht wiedererlangen. Ich wollte unbedingt aufholen, versuchte, die Heilung zu beschleunigen, und dabei habe ich meine Verletzungen überstrapaziert und wurde wieder zurückgeworfen. Es ist frustrierend, dass ich mein Potenzial nicht ausschöpfen kann.

A: Erzählen Sie mehr darüber.

P: Ich bin sehr motiviert. Fußball war mein höchstes Ziel und alles, was für mich zählte. Ich habe 110 Prozent reingesteckt und nie schlapp gemacht. Ich möchte, dass mir der Fußball wieder Spaß macht und ich gut spielen und das Beste aus meinem Können machen kann. Wenn das passiert, strengt mich das Spielen überhaupt nicht an.

A: Erzählen Sie mehr darüber.

P: Es ist, als ob alles in Zeitlupe abläuft, aber die anderen können mich nicht einholen. Es gibt keine schnellen Bewegungen, alles fließt.

A: Erzählen Sie mehr darüber.

P: Ich kann mit dem Ball und mit den anderen kommunizieren. Ich kann ihnen meinen Willen aufzwingen. Mein Wille ist stärker als ihrer. Das ist Selbstsicherheit.

A: Bitte beschreiben Sie das noch einmal. Nicht, weil sie es nicht gut beschreiben würden – im Gegenteil! Aber mich interessiert das sehr, also beschreiben Sie es bitte noch einmal. Es macht nichts, wenn Sie sich wiederholen.

P: Es fühlt sich an wie eine Zeitlupe. Als würde der Gegner mir durch Beton hinterherlaufen. Ich habe alles unter Kontrolle. Der Ball tut, was ich ihm sage. Es ist ein Gefühl der Stärke.

A: Beschreiben Sie das genauer.

P: Es ist körperliche und geistige Stärke. Ich kann Typen anrempeln, die größer sind als ich, ich kann höher springen als sie. Ich bin kein bisschen ängstlich oder eingeschüchtert – es ist ein Gefühl der Freiheit.

A: Beschreiben Sie das näher.

P: Ich bin Stürmer und laufe gegen Verteidiger an, die größer und stärker sind als ich. Ich kann mich zu Boden werfen und schnell sein, ich habe ein echt gutes Timing. Letztlich weiß ich, dass ich ihnen meinen Willen mehr aufzwingen kann als sie mir ihren und dass ich damit Erfolg haben werde.

A: Können Sie mir etwas über sich selbst erzählen, Ihre Wesensart?

P: Es heißt, ich sei sehr locker. Ich interessiere mich für andere und dafür, was sie zu sagen haben und wofür sie sich interessieren. In meinem derzeitigen Beruf habe ich mit Menschen zu tun und helfe ihnen gern. Ich will anderen helfen.

Aber ich habe auch eine andere Seite. Wenn ich ein Ziel habe, verfolge ich es unbeirrbar, sehr entschlossen. Ich lasse mir nichts vorschreiben. Wenn ich ein Ziel habe, erreiche ich es auch – wenn ich mich konzentriere, ist es nur eine Frage der Zeit.

Es frustriert mich allerdings, wenn ich optimistisch bin und auf Pessimisten stoße. Die sitzen nur rum, kritisieren und jammern. Ich bin lieber auf dem Platz und erprobe meine Fähigkeiten. Davor bin ich immer auf der Hut.

A: Auf der Hut wovor?

P: Es nicht zu versuchen. Bevor ich Familie hatte, war ich sehr risikofreudig.

A: Erzählen Sie mehr darüber.

P: Wenn es nicht so schnell vorwärts geht, wie ich es gern hätte – das ist sehr frustrierend.

Ich bin sehr fürsorglich. Ich helfe anderen gern. Im Sport übernehme ich gern die Mentorrolle für jüngere Sportler und berate sie.

Ich bin sehr motiviert, ehrgeizig und unbeirrbar bis hin zur Selbstsucht in Bezug auf das Ziel, das ich erreichen will. Ich glaube daran, dass man mit harter Arbeit, Konzentration und Ausdauer alles erreichen kann.

Ich bin freundlich und habe einen ausgeprägten Humor. Ich möchte andere zum Lachen bringen und ihnen helfen, Spaß zu haben.

A: Erzählen Sie mehr darüber.

P: Ich habe eine schnelle Auffassungsgabe. Ich mag eine gut gelaunte Atmosphäre. Manchmal bin ich ein bisschen albern – jugendlich, kindisch.

A: Wie ist das, wenn Sie richtig kindisch sind?

P: Dann benehme ich mich wie ein Elf- oder Zwölfjähriger – ich mache mich über meine Freunde lustig – reiße dumme Witze, mache Geräusche und albere herum.

A: Erzählen Sie mehr darüber, wie Sie die Leute zum Lachen bringen.

P: Ich habe ein gutes Gespür dafür, was andere mögen oder nicht. Daran knüpfe ich an und bringe das zum Ausdruck.

A: Erzählen Sie mehr über Ihre Zielstrebigkeit.

P: Ich kann eiskalt und emotionslos sein, fast wie ein Mathematiker beim Rechnen. Alles was zählt, ist das, was ich will – mein Ziel und wie ich es erreiche.

A: Wie ist das, wenn Sie eiskalt sind?

P: Das ist, als ob ich eine Reihe von Stufen hinaufsteige – ich distanziere mich davon.

A: Fahren Sie fort.

P: Ich habe mich lange Zeit emotional zurückgezogen – es ist schwer, bestimmte Gefühle auszudrücken. Ich bin sehr emotional und liebe meine Familie über alles, aber über manche Dinge kann man nur schwer sprechen. Das ist wie eine hohe Mauer aus Gefühlen hinter einem Staudamm.

A: Erzählen Sie mehr über den emotionalen Rückzug.

P: Manchmal bin ich sehr optimistisch in Bezug auf meine Entscheidungen und manchmal pessimistisch. Ich habe drei Trennungen hinter mir, und das hat mich nicht sonderlich mitgenommen.

A: Erzählen Sie mehr über die Zielstrebigkeit.

P: Wie beim Fußball: Man bekommt einen Tunnelblick, und alles wird klar. (Er vollführt die klassische Handbewegung: Er hält beide Hände in Höhe der Augen ans Gesicht und streckt dann die Arme nach vorn.)

A: Haben Sie besondere Träume?

P: Oh ja, ich träume viel! Ich werde von jemandem herausgefordert, oder jemand greift mich an, oder eine Gruppe greift mich an. Ich werde nicht zusammengeschlagen – ich gewinne immer. Letzte Nacht zum Beispiel versuchte mich, eine Gruppe aus sechs oder sieben Leuten einzuschüchtern. Ich spielte den Coolen. Mir war klar, dass ich vorsichtig sein musste. Manchmal träume ich die ganze Nacht davon, gegen jemanden zu kämpfen.

A: Erzählen Sie mehr darüber.

P: Ich verliere nie, ich gewinne immer ... Ich schlage zu, aber die anderen stehen immer wieder auf. Ich bin ihnen überlegen, komme aber nicht recht voran. Manchmal werde ich von einer Gruppe verfolgt. Es fängt immer damit an, dass mich jemand herausfordert oder einschüchtert, bis ich zurückschlage. In der Realität war ich nie in Straßenkämpfe verwickelt, aber ich habe geboxt und Kampfsport gemacht, das macht mir großen Spaß. Meine Träume sind manchmal richtig gewalttätig.

A: Beschreiben Sie das näher.

P: Zum Beispiel schlage ich jemanden mit dem Kopf auf den Tisch. Ich kann jetzt noch hören, wie der Schädel an der Ecke des Tischs aufschlägt. Waffen kommen nie vor.

A: Beschreiben Sie das näher.

P: Es sind immer Faustkämpfe, nie mit den Füßen. Es wird geschlagen, gestoßen und gezogen.

A: Haben Sie vor irgendetwas Angst?

P: Vor dem Tod – der Gedanke, meine Familie zurückzulassen.

A: Sonst noch irgendwelche Ängste?

P: Mein Potenzial nicht auszuschöpfen – mich nicht genügend für meinen Erfolg einzusetzen, immer nur herumzuwursteln. Ich will ständig besser werden: will etwas voranbringen, mich auf allen Gebieten verbessern.

A: Erzählen Sie mehr über die Verletzungen, die Sie schon hatten.

P: Die erste war ein Wadenmuskelriss mit 17. Ich habe mir schon die Knie ausgerenkt und die Fußgelenke verstaucht. Beim Boxen habe ich mir die linke Schulter verletzt. An der Uni ging mal ein ganzer Pulk Jungs auf mich los, und einer hat mir eine Flasche über den Kopf gezogen. Im Verlauf der Jahre hatte ich vielleicht 14 Gelenkverletzungen: Verstauchungen und Muskelrisse.

Fallanalyse

THEMEN DES TIERREICHS

Kampf
Einschüchterung
Herausforderung
auf der Hut sein
anderen meinen Willen aufzwingen
Mein Wille ist stärker.
Mein Gegner läuft mir hinterher.
Ich habe alles unter Kontrolle.
ein Gefühl der Stärke
Typen anrempeln, die größer sind als ich
höher springen
kein bisschen ängstlich
kein bisschen eingeschüchtert
zurückschlagen

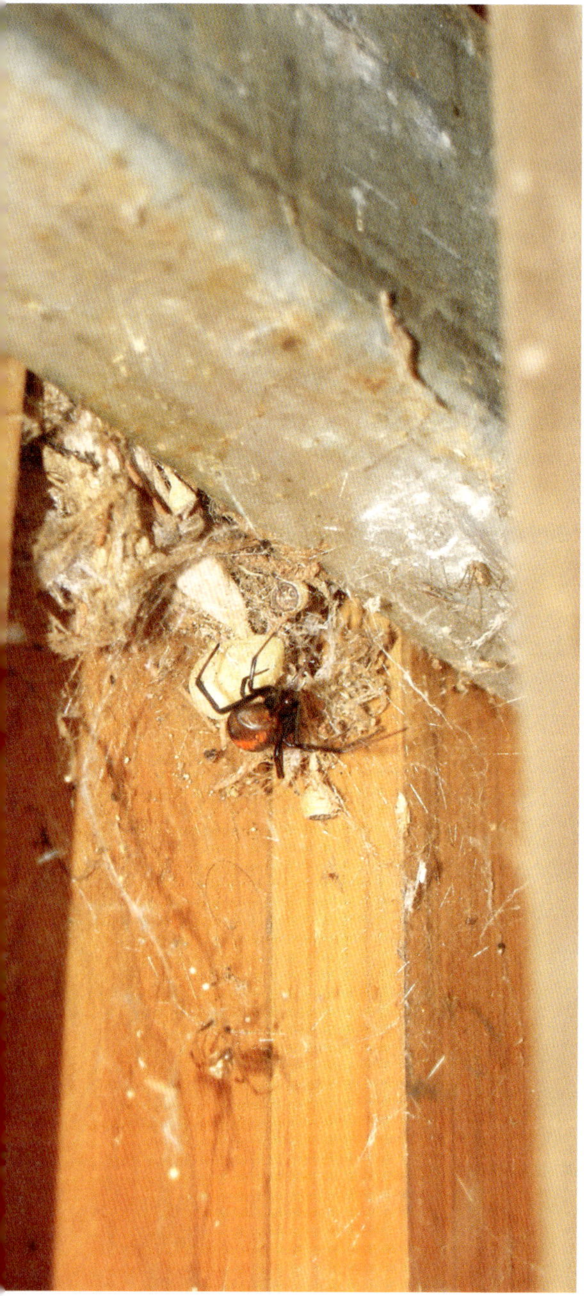

SPINNENTHEMEN

frustriert, weil es zu langsam vorangeht
Versuch, etwas zu beschleunigen
ständig besser werden wollen
etwas voranbringen
mein Potenzial ausschöpfen
sehr konzentriert
zielstrebig
Selbstsucht
emotionaler Rückzug
eiskalt und emotionslos
Man bekommt einen Tunnelblick.
schnelle Auffassungsgabe
gut gelaunt
Spaß haben
andere zum Lachen bringen
kindisch
Kampfsport
Boxen
gewalttätige Träume
schwach zuschlagen
von einer Gruppe angegriffen werden
Größe: „Leute, die größer und stärker sind als ich"
höher springen
klein, aber stärker
Angst um die Familie

Aber welche Spinne?
Um das Mittel zu finden, müssen wir schauen, was noch fehlt: Themen oder Symptome, die weder zum Tierreich allgemein noch zu den allgemeinen Spinnenthemen passen.

Seine Beschwerden sind signifikant: Es ist sehr ungewöhnlich, dass ein durchtrainierter junger Mann sich so viele Verletzungen zuzieht, von denen er sich so langsam erholt.
Wiederholte Gelenkverletzungen sind ein verbreitetes Spinnenthema, doch bei seinem Mittel muss diese Tendenz besonders ausgeprägt sein.

RUBRIK

EXTREMITÄTEN; SCHWÄCHE; Gelenke; verrenkt oder verstaucht, leicht (6): agn., aquilr-a., carb-an., hep., lat-h., led.
Lat-h. ist ein Spinnenmittel. Passt es auf allen Gebieten zu diesem Fall?
Hier die Gemütssymptome dieses Mittels:

GEIST, GEMÜT; ZORN, Ärger; Gespräche anderer, durch (4). Das bezieht sich auf seine Intoleranz gegenüber jammernden Menschen.
GEIST, GEMÜT; ERÖRTERN, diskutieren, Drang, Dinge zu (8). Er betont, wie sehr er sich für andere Menschen und deren Interessen interessiert. Das ist für einen jungen Mann sehr ungewöhnlich! Und ganz besonders für einen, der so zielstrebig ist.
GEIST, GEMÜT; ANGRIFFSLUSTIG (10). Er träumt ständig davon, angegriffen zu werden. Was nach unserer Meinung uns angetan wird, möchten wir wiederum anderen antun und umgekehrt. Daher passt diese Rubrik sehr gut zu ihm.
GEIST, GEMÜT; BEKLAGT sich (100). Er selbst beklagt sich nicht, doch seine Abneigung gegen Klagen anderer zeigt, dass dies Teil seines Bewusstseins ist.
GEIST, GEMÜT; ZUFRIEDEN; sich selbst, mit (23)
GEIST, GEMÜT; VERTRAUEN; Selbstvertrauen, gutes, ausgeprägtes (41)
GEIST, GEMÜT; TRÄUME, Trauminhalte; erfolglose Bemühungen; verschiedene Dinge zu tun (41). Zu schwach zuschlagen – ein typisches Spinnengefühl.
GEIST, GEMÜT; LOSGELÖST, wie (52). Sein emotionaler Rückzug.
GEIST, GEMÜT; TRÄUME, Trauminhalte; Gewalt (45)
GEIST, GEMÜT; FURCHT; Krankheit, vor; unheilbar zu sein (56)
GEIST, GEMÜT; TRÄUME, Trauminhalte; Gefahr, von (114)
GEIST, GEMÜT; FLEISSIG, arbeitsam, Arbeitswut (168)
GEIST, GEMÜT; INTOLERANZ, Unduldsamkeit (31)
GEIST, GEMÜT; LACHEN; albern, töricht (28)
GEIST, GEMÜT; OBJEKTIV, vernünftig (24)

GEIST, GEMÜT; LEIDENSCHAFTLICH (58)
GEIST, GEMÜT; PERSONEN, Abneigung gegen; bestimmte (31)
GEIST, GEMÜT; SCHNELL im Handeln (38)
GEIST, GEMÜT; REDEN, redet; schl.; anderer (60)
GEIST, GEMÜT; GEDANKEN; hartnäckige; heftig (6)

Die entscheidende Rubrik jedoch waren für mich die häufigen Gelenkverletzungen, der eigentümlichste Aspekt des Falls.

Verschreibung: Latrodectus hasseltii C200, Einmalgabe

Follow-up nach fünf Wochen

P: Es geht mir sehr gut. Mein Knie hat sich auf jeden Fall gebessert. Ich schlafe ruhiger. Ich hatte nur zwei Träume, die etwas angespannt waren. Dabei hatte ich immer sehr gewalttätige Träume, mindestens zwei- oder dreimal in der Woche.

A: Wie lange ging das schon so?

P: Vielleicht zehn Jahre, und jetzt hat das ganz aufgehört. Ich werde langsam wieder ich selbst.

Analyse

Er hat eine erstaunliche Verbesserung erfahren: Er ist glücklich, dass sein Knie sich so sehr gebessert hat, und ich bin glücklich, dass die gewalttätigen Träume aufgehört haben!

Weiteres Follow-up

Die Besserung hielt ein Jahr ohne Wiederholungsgabe an. Dann kamen die Träume wieder, und genau zur gleichen Zeit begann sein Knie, wieder zu schmerzen.

Verschreibung: Latrodectus hasseltii 1M, Einmalgabe

Ich habe die Potenz erhöht, weil bei einer sehr lange andauernden Besserung nach der Ersteinnahme oftmals eine höhere Potenz benötigt wird, wenn der Patient einen Rückfall erleidet. Ohnedies wäre hier im Hinblick auf sein ausgeprägtes Traumleben schon ursprünglich eine 1M angebracht gewesen. Alles besserte sich wieder, und es geht ihm nach wie vor gut.

FALL 2

Frau, 17 J.
Hauptbeschwerde: Depression

Im Fragebogen schreibt sie:

Ich habe Stimmungsschwankungen. Meine Probleme fingen im Alter von etwa 14 an. Ich kam mit Arbeit und Beziehungen nicht mehr zurecht, und das wurde immer schlimmer. Wenn ich deprimiert bin, bin ich sehr sensibel und weine viel, habe Kontaktschwierigkeiten. Das kann nur wenige Stunden anhalten oder auch ganze zwei Wochen. Ich fühle mich generell panisch, verzweifelt und traurig.

Sie besucht eine Beratungsstelle.

Über ihre Persönlichkeit schreibt sie:

Ich bin ein treuer Mensch. Freunde sind mir wichtig und machen mich glücklich, solange alles in Ordnung ist. Gelegentlich bin ich eigensinnig und leicht aufbrausend. Ich bin mitteilsam und redselig, doch wenn ich deprimiert bin, bin ich weinerlich, hochsensibel und pessimistisch. Ich bin ziemlich rechthaberisch und habe einen starken Willen. Ich habe viel Humor und bin warmherzig. Ich bin kreativ, tanze und male gern und liebe die Musik. Ich bin unorganisiert, chaotisch, vergesslich und immer zu spät dran. Ich habe ein sehr enges Verhältnis zu meiner Mutter und komme gut mit meinem Bruder zurecht. Mein Vater und ich sind uns in gewisser Hinsicht ziemlich ähnlich, weshalb wir nicht immer gut miteinander auskommen.

Zur Anamnese kommt sie mit ihrer Mutter. Sie trägt eine Halskette mit glänzenden Perlen in den verschiedensten Farben.

P: Es geht mir immer wieder sehr schlecht, dann bin ich deprimiert und aufgewühlt. Ich weine viel und brause oft auf. Es fällt mir sehr schwer, vernünftig zu sein. Schon Kleinigkeiten regen mich auf. Es fällt mir schwer, mit anderen so umzugehen, wie ich es normalerweise tue. Normalerweise sehe ich alles sehr negativ, ich sehe alles schwarz. Manchmal geht es mir schlechter als anderen – manchmal rege ich mich furchtbar auf und heule die ganze Zeit und schreie jeden an und gehe anderen auf die Nerven, was mich nur noch mehr aufregt. Ich habe keinerlei Motivation, das ganze Leben erscheint mir sinnlos.

A: Beschreiben Sie einmal, wie es Ihnen geht, wenn es am schlimmsten ist?

P: Dann würde ich mich am liebsten umbringen. Ich trete gegen alles, schreie und weine. Ich will niemanden in meiner Nähe haben. Das regt mich selbst auf, weil ich nicht verstehe, warum ich mich so benehme. Es macht mir Angst. Im normalen Gemütszustand würde ich nicht mal im Traum daran denken, mich so zu benehmen.

A: Wie fühlt sich das an?

P: Ich schäume vor Wut und kann damit nicht aufhören. Mein ganzes Leben erscheint mir schlimm, ich analysiere alles mit einer stark negativen Tendenz.

A: Beschreiben Sie diese Wut.

P: Sie sitzt im Magen (zeigt auf ihren Bauch).

A: Was ist das Schlimmste daran?

P: Die Auswirkung auf meine Beziehungen.

A: Erläutern Sie das bitte näher.

P: Ich benehme mich völlig daneben. Ich bringe die Leute auf, fühle mich deshalb schlecht, und das macht die ganze Qual noch schlimmer.

A: Was ist das Schlimmste, was passieren könnte?

P: Eine Trennung von meinem Freund und dass meine besten Freunde mich ignorieren.

A: Wie würde sich das anfühlen?

P: Ich wäre völlig allein und wütend auf mich selbst.

A: Sie sagten, Sie würden sich am liebsten umbringen. Beschreiben Sie das bitte.

P: Das macht mir am meisten Angst. In meinem normalen Gemütszustand kommt das nicht vor, nur wenn alles immer schlimmer wird und trostlos und ich am liebsten vor allem davonlaufen würde.

Die Mutter sagt:

In den letzten beiden Jahren, als sie für die Prüfungen lernte, ging es ihr schlechter durch den Stress. Sie hat nicht das beste Zeitgefühl. Sie überanalysiert jede Situation. Die Beratung hilft ihr in praktischen Dingen, zum Beispiel dabei, ihre Unterlagen in Ordnung zu halten. Sie musste die Gymnastik aufgeben, weil sie schlimme Krampfschmerzen in den Knien bekam. Es war ein Schmerz, als ob jemand etwas zwirbelt. Sie sagte das nach einer Tanzstunde: „Das könnte meine Knieschmerzen wieder aufwühlen."

P: Ich kann auch ziemlich eifersüchtig sein, weil ich es nicht mag, wenn ich die Kontrolle verliere. Meinen Freunden helfe ich gern. Manchmal kann ich ziemlich aggressiv werden, ich mag es nicht, wenn andere mich angreifen – ich lasse nicht auf mir herumtrampeln. Wenn mich jemand beleidigt, bleibe ich nicht still. Früher war ich toleranter, jetzt nicht mehr so. Ich bin einigen Menschen begegnet, die meine Toleranz ausgenutzt haben, deshalb sehe ich mich jetzt vor.
Meine Stimmung kann ganz schnell umschlagen: Ich bin fröhlich, und kaum sagt jemand etwas zu mir, bin ich sofort am Boden. Loslassen fällt mir schwer – wenn ich ungerecht beschuldigt werde, quält mich das, und ich muss mich verteidigen.
Anderen begegne ich mit Misstrauen. Wenn jemand etwas sagt, analysiere ich das und unterstelle gleich das Schlimmste. Ich bin nicht leicht aufzubringen, doch wenn ich direkt angegriffen werde, gehe ich in die Luft.

A: Wie sind Sie, wenn Sie angegriffen werden?

P: Wenn zum Beispiel jemand zu mir sagt: „Wer hat das getan – warst du das?", dann verletzt mich das. Ich habe einen Abwehrmechanismus.

A: Wie sieht das schlimmstenfalls aus, wenn Sie verletzt sind?

P: Ich bin aufgebracht.

A: Was möchten Sie dann tun?

P: Jemandem eine kleben, aber das tue ich nicht, ich bin nicht gewalttätig, ich fresse alles in mich hinein. Wenn mein Vater zum Beispiel sagt: „Das ist kaputt, wer war das?", dann regt mich das fürchterlich auf.

A: Was haben Sie für ein Verhältnis zu Ihrem Vater?

P: Nicht gerade das beste. Er ist sehr aggressiv. Wenn er einem etwas sagt, dann nicht gerade auf die nette Art, und dann will ich das nicht tun. Er kann ziemlich gehässig sein in manchem, was er sagt. Er zieht über meine Freunde her, und das macht mich wütend. Es geht darum, *wie* er etwas sagt.

A: Was meinen Sie damit?

P: Es ist vorwurfsvoll, aggressiv und laut.

A: Wie geht es Ihnen damit?

P: Ich muss mich dagegen verteidigen, es greift mich direkt an, dagegen muss ich mich schützen. Jeder direkte, unfaire Angriff bringt mich auf, macht mich wütend, aber ich versuche, das zurückzuhalten.

A: Haben Sie besondere Träume?

P: Ein Traum kehrt immer wieder. Irgendetwas verfolgt mich, und irgendetwas Schlimmes wird gleich passieren. Es kann auch noch unheimlicher werden: Manchmal jagt etwas eine ganze Gruppe von uns – mich zusammen mit den anderen –, und ich habe gar nicht gemerkt, dass jemand zurückgeblieben ist. Das, was uns verfolgt, ist nicht greifbar – wir versuchen, ihm zu entkommen und klettern nach oben, aber wir fallen wieder zurück. Ich wache dann voller Angst auf.

A: Was ist das, was Sie da verfolgt?

P: Ein böser Geist – im Traum ist es ein Schlag oder ein Flüstern, eine Art Trommelschlag.

A: Wie fühlt sich das an?

P: Entsetzlich, so entsetzlich, wie man es sich nur vorstellen kann. Es ist die Angst, was passieren könnte.

A: Was könnte denn passieren?

P: Ich könnte sterben.

A: Haben Sie noch andere Träume?

P: Früher hatte ich noch einen wiederkehrenden Traum, der mir große Angst machte. Da war eine Dame in einem Umhang, deren Gesichtszüge mit einer Art Haut überzogen waren, und sie hielt eine meiner Freundinnen im Arm, die war tot. Oder es war ein totes Baby da, und diese Frau glitt draußen vor der Tür über den Boden. Die Haut auf ihrem Gesicht hatte keine Nasenlöcher, keine Mundöffnung, keine Augenöffnungen.

A: Was war das für ein Gefühl?

P: Wie gelähmt. Wieso bin ich hier? Was erwartet mich hier?

A: Wovor haben Sie Angst?

P: Um meine Handgelenke – jemand hält meine Handgelenke fest. Meine Handgelenke fühlen sich sehr empfindlich an. Wenn ich etwas Erschreckendes im Fernsehen sehe, presse ich die Handgelenke an die Brust. Das ist fast so etwas wie Entsetzen.

A: Gibt es noch etwas, wovor Sie Angst haben?

P: Ich habe keine Angst vor dem Tod. Ich habe Angst vor Insekten, Blutegeln, allem, was Blut trinkt. Vor allem, was unberechenbar ist, wie Spinnen. Ich mag es nicht, wenn sie wie verrückt davonrennen. Ich mag keine Käfer mit Scheren.

A: Was für Kleidung mögen Sie?

P: Kleidung in leuchtenden Farben, die ein bisschen anders ist. Ich mag nichts, was zu alltäglich ist. Mir gefallen großflächige Muster, Pailletten, hübsch geschnittene Kleider.

Fallanalyse

THEMEN DES TIERREICHS

Gefühl, verfolgt zu werden
Gefühl, angegriffen zu werden
Er ist sehr aggressiv.
Wenn mich jemand beleidigt, bleibe ich nicht still.
Es greift mich direkt an.
Ich muss mich verteidigen.

SPINNENTHEMEN

glänzender Schmuck
„Kleidung in leuchtenden Farben, die ein bisschen anders ist"
Angst vor Spinnen mit Betonung auf den unberechenbaren, hektischen Bewegungen
ein böser Geist, der ein Flüstern oder ein Trommelschlag ist
Gewalt: Ich bin nicht gewalttätig.
gehässig

Erregung: Alles „regt sie auf“ - ein typischer Spinnenausdruck
Ich sehe mich vor anderen Menschen vor.
alles, was Blut trinkt
Die Frau glitt über den Boden.

Rubriken von Latrodectus hasseltii

GEIST, GEMÜT; REIZBARKEIT; Abdomen hoch, steigt vom (1). (Die Wut sitzt im Magen.)
GEIST, GEMÜT; FAMILIENMITGLIEDER, Abneigung gegen; Eltern, Abneigung gegen die (3)
GEIST, GEMÜT; RASEREI, rasende Wut; Beleidigung, nach (4)
GEIST, GEMÜT; WAHNIDEEN, Illusionen; Stimmen; hört; nachts (4)
GEIST, GEMÜT; ZORN, Ärger; unterdrückt, zurückgehalten (5)
GEIST, GEMÜT; WAHNIDEEN, Illusionen; Flüstern (5)
GEIST, GEMÜT; IMPULSIV; gewalttätig zu werden (5)
GEIST, GEMÜT; TRÄUME, Trauminhalte; Beschuldigungen (21)
GEIST, GEMÜT; REIZBARKEIT; Familie, gegenüber ihrer (21)
GEIST, GEMÜT; KRÄNKUNG; Beschwerden durch, schl. (30)
GEIST, GEMÜT; TRÄUME, Trauminhalte; verfolgt, wird (89)
GEIST, GEMÜT; BELEIDIGT, ist leicht (130)

Ein weiterer Fall, bei dem die Repertoriumsrubriken den Zustand der Patientin bemerkenswert genau wiedergeben. Ihre spezifischen Beschwerden bestehen im Gefühl, angegriffen und ungerecht beschuldigt zu werden. Sie reagiert darauf, indem sie ihren Ärger beherrscht, doch sie spürt ihn im Magen. Und sie hat einen merkwürdigen Traum von einem beängstigenden bösen Geist, der ein Trommelschlag oder ein Flüstern ist.

Verschreibung: Latrodectus hasseltii, Einmalgabe

POTENZ

1M. Sie befindet sich eindeutig auf der Ebene der Vorstellungen und Wahnideen und hat die für dieses Mittel typischen, lebhaften Träume.

Follow-up nach fünf Wochen

Sie trägt eine glänzende, hellgrüne Handtasche.

Es geht mir gut. Ich hatte keine größeren Beschwerden.

Ihre Mutter sagt, sie sei viel zufriedener. Am besten ging es ihr in den letzten beiden Wochen, so gut wie seit zwei Jahren nicht mehr.

Verschreibung: keine

Follow-up nach zehn Wochen

Es geht mir gut.

Die Mutter sagt, sie sei zufriedener, viel ausgeglichener. (Sie trägt farbige Handschuhe, rot gestreift, pink und orange.) Ihre Kopfschmerzen und ihr Schlaf haben sich deutlich gebessert, in den letzten zehn Tagen allerdings wieder verschlechtert.

Verschreibung: Latrodectus hasseltii 1M, Einmalgabe

Follow-up nach vier Monaten

Es geht mir gut, viel besser.

Ihre Mutter sagt, sie sei jetzt viel mehr sie selbst. Ihr Appetit ist ausgeglichener. Vorher hatte sie die Tendenz, einmal sehr viel zu essen und dann lange Zeit kaum etwas.

Analyse

Frappierend war, dass die Patientin zu jedem Follow-up mit einem anderen auffälligen Kleidungs- oder Schmuckstück erschien. Ihre alten Essgewohnheiten, einmal viel und dann lange Zeit kaum etwas zu essen, sind für Spinnen-Patienten ganz typisch.

Behandlungsergebnis

Es ging ihr weiterhin gut und die Behandlung konnte beendet werden.

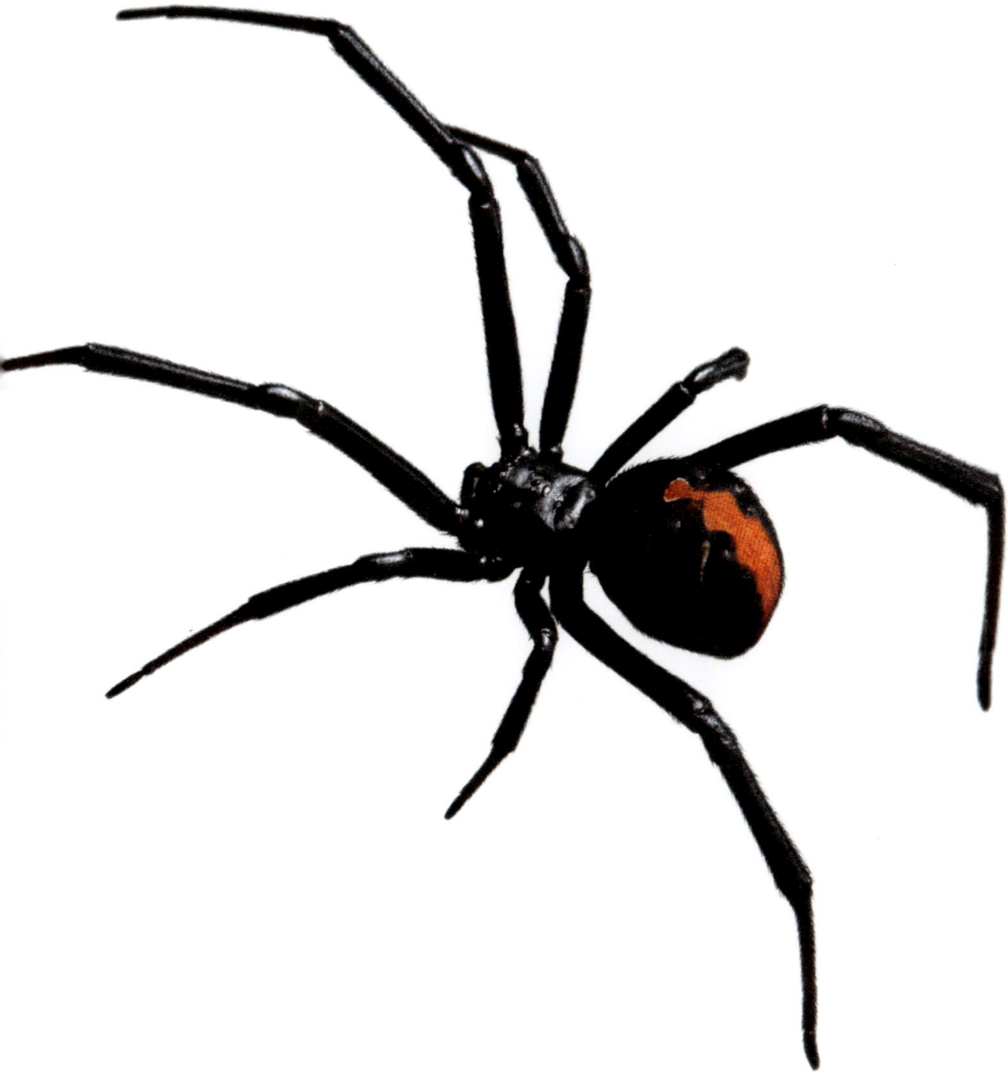

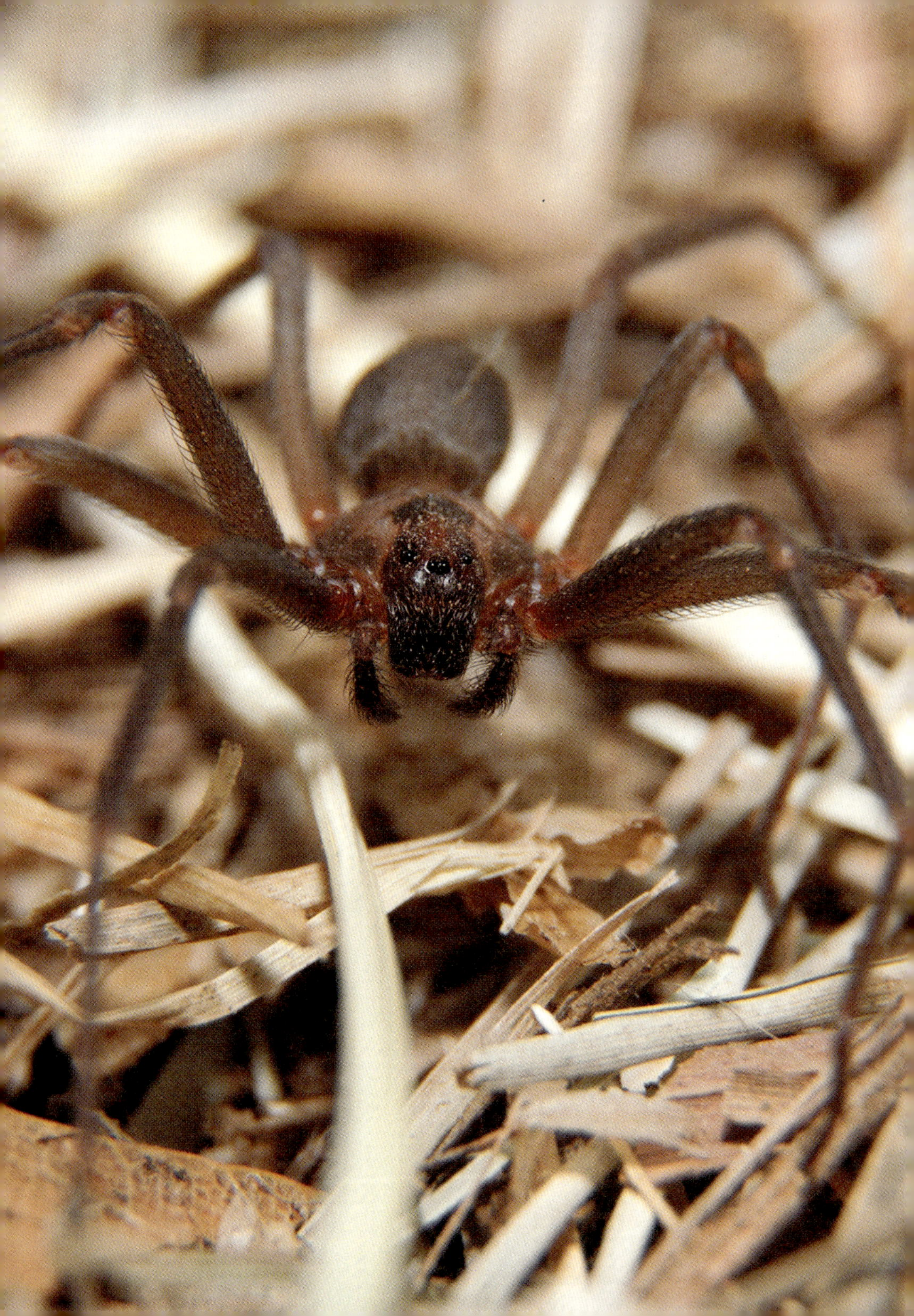

LOXOSCELES RECLUSA

Die Braune Einsiedlerspinne

ZENTRALE THEMEN

1. Einsiedlertum

RUBRIKEN

GEIST, GEMÜT; AUSGEHEN; auszugehen, Abneigung (17)

GEIST, GEMÜT; BEWÄLTIGEN, kann Dinge nicht mehr, überfordert durch Stress (40)

GEIST, GEMÜT; BETT; bleiben, will im (46)

GEIST, GEMÜT; HEIM, das Zuhause; nach Hause gehen, möchte (58)

GEIST, GEMÜT; RUHIG; still sein, will (möchte sich ruhig verhalten) (98)

2. Starkes Isolationsgefühl

RUBRIKEN

GEIST, GEMÜT; VERSTECKEN; Verlangen, sich zu verstecken; Ecke, in einer (4)

GEIST, GEMÜT; SELBSTSUCHT, Egoismus (57)

GEIST, GEMÜT; GESELLSCHAFT; Abneigung gegen; Alleinsein, Verlangen nach (108)

GEIST, GEMÜT; VERLASSEN zu sein, Gefühl (172)

Die Tendenzen zum Einsiedlertum und zur Isolation sind beides allgemeine Spinnenthemen. Als Mittel aus dem Syphilis-Miasma treibt Loxosceles reclusa sie allerdings zum Extrem.

3. Ausfällig und rüpelhaft

RUBRIKEN

GEIST, GEMÜT; TEILNAHMSLOSIGKEIT, Apathie, Gleichgültigkeit; Wohlergehen anderer, gegenüber dem (14)
GEIST, GEMÜT; GROBHEIT, roh, ungezogen (33)
GEIST, GEMÜT; BELEIDIGEND, beschimpft, verletzt andere (90)
GEIST, GEMÜT; BELEIDIGT, ist leicht (130)

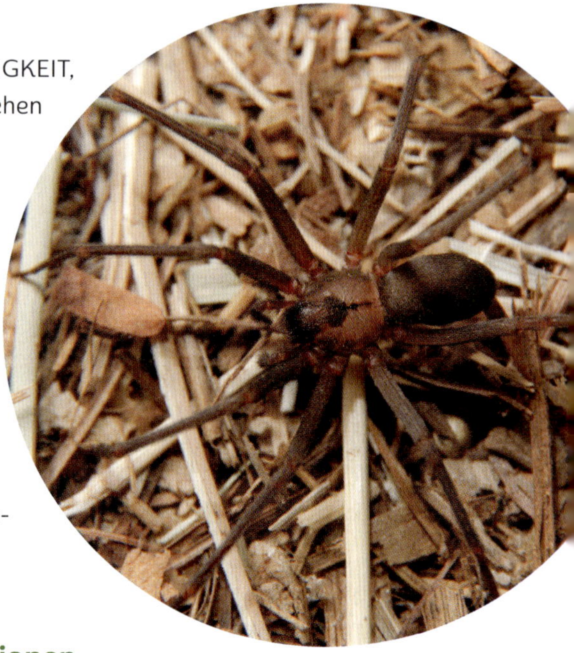

Ein schroffes, unhöfliches Verhalten ist bei Spinnen sehr verbreitet, bei Loxosceles aber besonders ausgeprägt.

4. Schwache geistige Funktionen

RUBRIKEN

GEIST, GEMÜT; VERWIRRUNG, geistige; verlegt, verliert Dinge (3)
GEIST, GEMÜT; ZEIT; Verlust des Zeitbegriffs (116)
GEIST, GEMÜT; FEHLER, macht; Schreiben, beim (149)
GEIST, GEMÜT; FEHLER, macht; Sprechen, beim (166)
GEIST, GEMÜT; VERGESSLICH (335)
GEIST, GEMÜT; ERSCHÖPFUNG, geistige (338)

5. Schwere Depression

RUBRIKEN

GEIST, GEMÜT; GEDANKEN; hartnäckige; krankhafte (8)

GEIST, GEMÜT; TOD; Todesgedanken (90)
GEIST, GEMÜT; SELBSTMORD, Neigung zum (173)
GEIST, GEMÜT; VERZWEIFLUNG (259)

6. Syphilis-Miasma

Destruktive Pathologien:
BLUT; BLUTKÖRPERCHEN; verringert; Anzahl der (3)
ALLGEMEINES; WUNDEN; Bisswunden, Stichwunden; Tiere, durch giftige (42)
HAUT; GANGRÄN, durch Verbrennungen oder gangränöse Wunden (81)
HAUT; GESCHWÜRE (333)

Verzweiflung:
Selbstmordneigung
tief sitzendes Isolationsgefühl

Prüfung

Louis Klein, RSHom, mit Heather Knox
Arzneimittelprüfung nach Hahnemann mit einem Supervisor pro Prüfer, durchgeführt im *Homeopathic Master Clinician Course*, Vancouver, British Columbia, Kanada, 1997–98.

Zoologische Merkmale von homöopathischem Interesse

Die meisten Braunen Einsiedlerspinnen ziehen sich tagsüber in irgendeinen Unterschlupf zurück, zum Beispiel in einen Seidenschlauch oder eine ausgepolsterte Ecke. Ihr Netz dient dieser Spinne als Unterkunft, nicht als Falle für Beutetiere.

Die Braune Einsiedlerspinne gilt als eines der gefährlichsten Lebewesen in Nordamerika. Ihr Biss fordert regelmäßig Todesopfer, wenn auch weniger häufig als der einiger anderer Wirbelloser.

Das Risiko, an einem solchen Spinnenbiss zu sterben, ist relativ gering, doch viele Opfer leiden an einer Wunde, die an ein Geschwür erinnert, das sich um die Bissstelle herum bildet. Das Gift der Braunen Einsiedlerspinne ist ein Zellgift und damit für nahezu alle dokumentierten Fälle verantwortlich, bei denen ein Spinnenbiss zu einer erheblichen Nekrose geführt hat.

Einige Menschen zeigen schwerwiegendere Reaktionen: Etwa zehn Prozent der Menschen, die über einen gewissen Grad an Hautnekrose berichten, entwickeln Symptome, die von Fieber und Schüttelfrost bis zu extremer Übelkeit reichen. Im schlimmsten Fall befindet sich das Opfer in Lebensgefahr.

FALL 1

Mann, 56 J.
Hauptbeschwerde: Chronische Lungenentzündung

Im Fragebogen schreibt er:

Letztes Jahr hatte ich dreimal eine Lungenentzündung. Ich konnte die früheren Episoden nie richtig auskurieren, doch zu Beginn dieses Monats bekam ich wieder eine, und das Röntgenbild zeigte, dass meine Lunge wieder gestaut ist. Ich nehme Antibiotika und Schmerzmittel. Ich litt mindestens 14 Jahre lang an einem Chronischen Erschöpfungssyndrom, und das hat seinen Tribut von meinem Körper gefordert. Mein Immunsystem ist ständig auf dem Tiefstand, weil die weißen Blutkörperchen zu früh absterben und der Körper sich daher nicht selbst verteidigen kann.

Im Fallgespräch:

P: Ich hatte jetzt mehrere Wochen lang eine Lungenentzündung. Es hatte vor einem Jahr schlagartig angefangen: Ich wachte mit furchtbaren Schmerzen in der rechten Seite auf. Ich wurde ins Krankenhaus eingewiesen. Der Schmerz ist nie ganz verschwunden. Es ist ein scharfer Schmerz in der rechten Seite, rechts unten im Brustkorb.

A: Beschreiben Sie das näher.

P: Es ist wie tausend Nadelstiche und kann jederzeit einsetzen.

A: Beschreiben Sie das ein wenig genauer.

P: Es überrumpelt mich total, ich muss nach Luft schnappen. Seit letztem Jahr sind diese Schmerzen nie ganz verschwunden. Es ist ein Engegefühl an der rechten Seite, wie ein rundes, walzenförmiges Etwas dort unten. Wenn ich tief atme, wird es schlimmer.

A: Wie beeinträchtigt Sie das?

P: Ich kann nicht viel tun. Ich schaffe sogar noch weniger als mit meiner normalen chronischen Erschöpfung. Nach fünf Minuten normaler Aktivität bin ich fix und fertig.

A: Erzählen Sie mehr über die chronische Erschöpfung.

P: Das ist ein Energieproblem. Konzentrationsschwierigkeiten. Ich habe Gelenkschmerzen. Meine Kondition ist schwach. Ich kann nur sehr langsam gehen. Noch langsamer als alte Menschen. Aber ich mache mir nichts draus – ich gehe eben in meinem eigenen Tempo.
(Er strahlt Verzweiflung und Resignation aus, und sein Gesichtsausdruck ist niedergeschlagen.)

P: Ich habe eine niedrige Leukozytenzahl. Die Untersuchungen haben ergeben, dass meine weißen Blutkörperchen zwar normal produziert werden, aber zu schnell absterben. Auch meine Thrombozytenzahl ist niedrig.

A: Haben Sie noch andere Probleme?

P: Meine Beine nachts – es fühlt sich an, als ob mein Nervensystem unter Strom steht, so dass die Beine zucken. Sie schlagen aus und beginnen dann zu schmerzen. Das sitzt in den Kniegelenken. Es tritt nur im Schlaf auf. Das passiert fast jede Nacht, und das schon seit Jahren.

A: Beschreiben Sie das etwas näher.

P: Sie klingen wie ein Armeeoffizier!
(Ich bin völlig perplex! Wovon redet er?)

A: Was meinen Sie damit, dass ich wie ein Armeeoffizier klinge?

P: Wie Sie Ihre Fragen stellen. Als würden Sie mich herumkommandieren!
(Ich weiß nicht, wie ich darauf reagieren soll, aber ich fühle mich in eine unangenehme Lage versetzt und wechsele das Thema.)

A: Erzählen Sie bitte etwas mehr über Ihre Beine.

P: Das ist wie eine Art elektrischer Strom, und dann schlagen meine Beine aus. Das kann ein oder zwei Stunden so gehen. Oft wache ich davon auf. Es wird besser, wenn ich die Knie auf den Boden schlage.

Später im Fallgespräch:

A: Bitte beschreiben Sie einmal Ihre Wesensart.

P: Ich nehme alles leicht. Zu leicht. Meine Frau denkt da anders – sie hält mich für nervtötend.

A: Erzählen Sie mehr über das Leichtnehmen.

P: Ich mag ein Leben ohne viel Konfrontation. Ich tue, was ich zu tun habe, und diskutiere Probleme lieber aus, als laut zu werden. Aber das funktioniert nicht. So funktioniert das zu Hause nicht.

A: Erzählen Sie mehr darüber.

P: Die Menschen schreien sich lieber durch ihre Probleme hindurch, als normal darüber zu sprechen.

A: Erzählen Sie mehr darüber.

P: Das nervt mich.

A: Erzählen Sie mehr darüber.

P: Ich werde reizbar. Aus diesem Grund komme ich besser mit Gegenständen zurecht als mit Menschen.

A: Erzählen Sie mehr darüber.

P: Gegenstände widersprechen nicht – Menschen schon und das auch noch patzig, wenigstens empfinde ich das so. Das macht mich hellhörig. Es gibt mir das Gefühl, allen anderen unterlegen zu sein.

A: Erzählen Sie mehr darüber.

P: Als wäre jeder andere besser als ich.

A: Fahren Sie fort.

P: Menschen machen Fehler im Leben, und ich habe das Gefühl, ich mache mehr als andere. Ich lache darüber, aber ich denke dann: Vielleicht bin ich gar nicht so gut, wie ich dachte?

A: Wie fühlen Sie sich dann?

P: Nicht gut. Ein bisschen deprimiert. Ich tue mir selbst leid. Ich wünschte, ich könnte es besser, aber ich kann nicht.

A: Sie sagen, Sie machen Fehler. Erzählen Sie mehr darüber.

P: Was ich so tue, zum Beispiel in Löcher fallen, wenn ich draußen unterwegs bin, oder in nassen Beton fallen, wenn wir etwas bauen! Die anderen sagen dann: „Sowas kann nur dir passieren!" Ich versuche, das leicht zu nehmen, aber das geht mir schon ans Gemüt.

A: Fahren Sie fort.

P: Man fühlt sich unzulänglich.

A: Beschreiben Sie das näher.

P: Unfähig – die meiste Zeit lache ich darüber, aber das passiert zu häufig, und dann denke ich, ich könnte ebenso gut aufgeben – ich kann einfach nicht mehr. Ich fühle mich unfähig – ich bekomme einfach nichts richtig hin. Manchmal bin ich ganz durcheinander und verwirrt. Ich glaube, ich

kann nicht mehr draußen arbeiten. Aber wenn ich es mir recht überlege, sehen Sie auch nicht sehr gesund aus!
(Wieder hat er den Spieß umgedreht! Ich weiß nicht, was ich sagen soll.)

A: Was meinen Sie damit?

P: Sie sind zu blass. Sind Sie gesund? Sie sehen nicht sehr gesund aus!
(Ich bin sprachlos!)

P: Jetzt stelle ich die Fragen, haha!
(Ich fühle mich sehr unwohl und weiß nicht recht, was ich tun soll – und genau das war natürlich beabsichtigt! Wieder versuche ich, mich mit einem Themenwechsel aus der Schlinge zu ziehen.)

A: Erzählen Sie mehr darüber, was es heißt, alles leicht zu nehmen.

P: Ich versuche, das Leben nicht zu ernst zu nehmen, aber meine Frau sagt, ich sollte mal erwachsen werden.

A: Erzählen Sie mehr darüber.

P: Ich spiele anderen gern Streiche.

A: Was für Streiche?

P: Als zum Beispiel meine Tochter gestern vorbeigekommen ist, habe ich sie mit Wasser bespritzt. Deswegen habe ich Probleme mit meiner Frau bekommen!
(Seine Tochter ist 24 Jahre alt.)

A: Was für Streiche spielen Sie noch?

P: Als mein Sohn auf der Treppe saß, habe ich ein Stück Schnur von oben auf seinen Kopf baumeln lassen. Das ruft die irritierendsten Empfindungen hervor!

A: Fahren Sie fort.

P: Als mein anderer Sohn schlief, habe ich ihm ein Stück Papier in die Nase gesteckt. Der war gut, denn das kitzelt unheimlich in der Nase. Aber meine Frau ärgert sich über mich. Sie sagt, ich sollte mal erwachsen werden und aufhören, die Kinder zu ärgern. Ich mag das aber – nur um ihnen zu zeigen, dass ich da bin, und weil ich es kann.

A: Tun sie sonst noch etwas?

P: O ja! Ich habe sie jahrelang geneckt. Ich stelle ihnen gern ein Bein, wenn sie vorübergehen. Ich verstecke mich hinter der Tür und springe hervor, wenn sie vorbeikommen. Oder wenn wir über die Straße gehen, dann rufe ich: „Ein Auto!“, obwohl gar keins kommt. Oder wenn sie zum Auto kommen, verriegele ich es genau dann, wenn sie die Tür öffnen wollen. Noch besser ist das, wenn es regnet!

(Er erzählt eine Zeitlang weiter von den vielen raffinierten Arten, in denen er seine vier Kinder immer neckte und ärgerte.)

P: Da ist noch etwas. Wenn ich nachts zu Bett gehe, bekomme ich ein seltsames Bild. Ich sehe eine Böschung am Straßenrand und stelle mir vor, ich lebe in einem Loch in dieser Böschung. Nachts komme ich hervor, aber tagsüber verkrieche ich mich in diesem Loch. Hinter dem Eingang ist eine Röhre, da drin ist es geschützt und gemütlich. Das sehe ich an den meisten Abenden. Das geht schon seit etwa zehn Jahren so.

Fallanalyse

THEMEN DES TIERREICHS

Ich mag keine Konfrontation.
Das macht mich hellhörig.
allen anderen unterlegen sein

SPINNENTHEMEN

„den Spieß umdrehen“ – eine klassische Spinnenstrategie
Streiche spielen
Ich habe sie jahrelang geneckt.
nervtötend
„die irritierendsten Empfindungen“
„Das kitzelt unheimlich.“
sich verstecken und hervorspringen
zuckende, ausschlagende Beine
geringes Selbstwertgefühl
aufgeben, resignieren

Das Eigentümlichste an seinem Fall ist sein Traum oder seine Vision, in der er sich allabendlich in einen Zustand begibt, der der Quelle seines Mittels ganz nahe ist.

Am bemerkenswertesten für mich ist an diesem Fall aber die Tatsache, wie sehr seine lokalen Symptome zu denen aus der Arzneimittelprüfung passen. Dieses Mittel steht in allen folgenden Rubriken:

BLUT; BLUTKÖRPERCHEN; verringert; Anzahl der (3)
BLUT; THROMBOPENIE (3)
BLUT; LEUKOZYTEN; verringerte; Anzahl (4)
BRUST; SCHMERZ; Lungen; rechts; Einatmen schl.; tiefes (2)
BRUST; SCHMERZ; schneidender; Lungen; rechts (4)
BRUST; SCHMERZ; Lungen; Basis; rechts (13)

Sowohl die Symptome seiner Lungenentzündung als auch die seiner Bluterkrankung passen genau zu den Prüfungssymptomen.

Loxosceles reclusa hat folgende Gemütssymptome, die seinen geistigen Zustand sehr genau widerspiegeln:

GEIST, GEMÜT; TRÄUME, Trauminhalte; Verstecken (28)
GEIST, GEMÜT; GROBHEIT, roh, ungezogen (43) (Wie er mich behandelt hat!)
GEIST, GEMÜT; SPOTTEN (68)
GEIST, GEMÜT; PESSIMIST (69)
GEIST, GEMÜT; VERSTECKEN; Verlangen, sich zu verstecken (79)
GEIST, GEMÜT; ENTMUTIGT, verzagt (239)
GEIST, GEMÜT; VERZWEIFLUNG (294)
GEIST, GEMÜT; FEHLER, macht (354)

Verschreibung: Loxosceles reclusa 1M, Einmalgabe

Follow-up nach drei Wochen

P: Es wird besser. Die Schmerzen werden besser. Es sticht jetzt nicht mehr, es ist nur noch ein Spannungsschmerz. Ich schaffe mehr – ich sitze nicht untätig herum. Ich habe angefangen, abends Radio zu hören, den BBC World

Service. Vorher habe ich mich nie für die Welt außerhalb von Großbritannien interessiert. Ich kann jetzt länger draußen bleiben, weil ich mehr Energie habe. Aber das Gefühl, das ich immer vor dem Schlafengehen bekam, ist weg! Ich hatte das jahrelang – das Bild vom Loch in der Böschung.

A: Das ist ein sehr gutes Zeichen.

P: Aber ich habe es geliebt!

A: Aber es ist ein gutes Zeichen, dass es weg ist!

P: Trotzdem frage ich mich immer noch, wie die Welt von einer so kleinen Stelle aus aussehen würde. Wenn ich zum Beispiel durchs Fenster auf den Garten schaue und die Sträucher sehe, frage ich mich, wie es wäre, wenn ich dort in einer Ecke versteckt wäre.

A: Hat sich sonst noch etwas geändert?

P: Ich bin zufriedener geworden. Ich widerspreche meiner Frau! Ich habe mich verändert – das bin ich gar nicht mehr!

A: Wann waren Sie zum letzten Mal so zufrieden?

P: Nie lange, eigentlich noch nie! Ich bin zufriedener und mache mir weniger Gedanken über die Zukunft.

Analyse

Die gestiegene Zufriedenheit und seine Fähigkeit, für sich selbst einzustehen, sind ein sehr gutes Zeichen dafür, dass seine Lebenskraft stärker geworden ist. Die Röntgenaufnahme ergab, dass der Stau in seiner Lunge zurückgegangen war.

Verschreibung: keine

Follow-up nach zwei Monaten

P: Meine Familie beschwert sich, ich sei grantig.

A: Erzählen Sie mehr darüber.

P: Eigentlich ist es meine Frau, die sich beschwert, dass ich ihr häufiger widerspreche. Es gefällt ihr nicht, dass ich jetzt eine Meinung habe und sie auch vertrete. Ich habe nicht mehr so viel Angst vor anderen. Ich fühle mich ihnen nicht mehr unterlegen.
Es hat sich noch etwas gebessert, was ich gar nicht erwähnt hatte: Ich bekam immer kalte und taube Finger, und das ist jetzt besser geworden.

Das Leben fühlt sich leichter an: Es ist wie im Frühling – ich bin ganz aufgeregt.

A: Wie ist es mit dem Gefühl, nutzlos zu sein?

P: Ganz seltsam – es ist, als hätte ich niemals so ein Gefühl gehabt!

Weiteres Follow-up

Er machte weiterhin körperliche und seelische Fortschritte und beendete die Behandlung dann selbst.

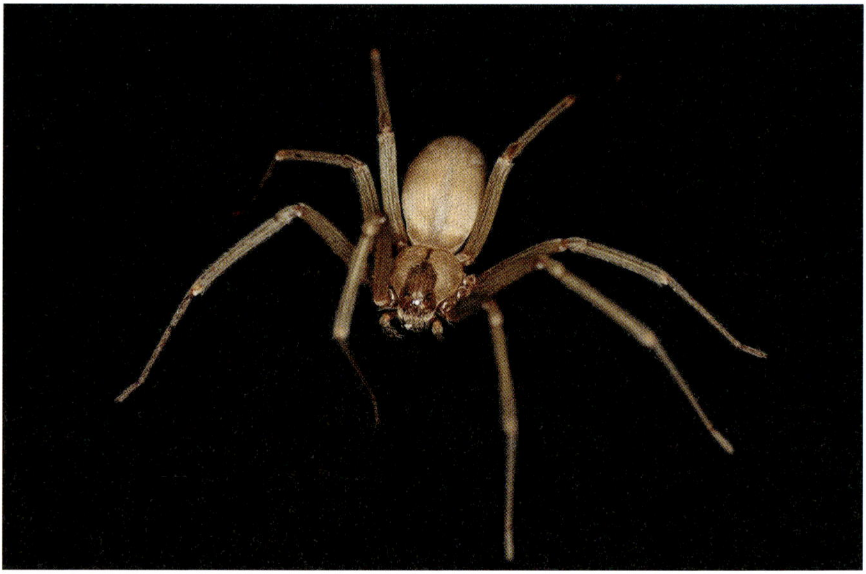

FALL 2

Frau, 40 J.
Hauptbeschwerde: Brustkrebs

Im Fragebogen schreibt sie:

Nach meiner Diagnose vor zehn Monaten bekam ich Angstzustände, Panikattacken und Depression. Ich bekam Antidepressiva verschrieben, die auch zu helfen schienen, und hatte sechs Sitzungen in Kognitiver Verhaltenstherapie, während gleichzeitig die Strahlentherapie lief. Ich dachte, es sei alles ok. Doch jetzt, seit ich die Antidepressiva reduziert habe, habe ich wieder Angstzustände, bin müde und denke manchmal an Selbstmord.

Im Fallgespräch:

P: Ich bin verzweifelt, alles erscheint mir sinnlos. Ich denke, dass ich an Krebs sterben werde, und dieses Gefühl verfolgt mich den ganzen Tag, jeden Tag.

A: Versuchen Sie einmal, das etwas näher zu beschreiben.

P: Alle Pflichten belasten mich. Ich bin für so vieles verantwortlich.

A: Was empfinden Sie dabei?

P: Dass der Krebs zurückkommen wird, und er wird zurückkommen wie ein Güterzug. Ich werde wieder Krebs kriegen und unter den Augen meiner Kinder einen grausamen, langsamen Tod sterben. Dieses Gefühl ist die ganze Zeit da, es hängt immer über allem. Es ist sinnlos, und alles, was ich tun muss, strengt mich an. Ich kann nicht aufhören zu rauchen. Vor Jahren hatte ich schon einmal Krebs und eine Lungenentzündung und eine Brustfellentzündung, daher frage ich mich, ob mein Immunsystem nicht geschädigt ist. Ich kenne die Ursache nicht. Ich lebe in einer Welt der Ungewissheit. (Sie vollführt eine wirbelnde Handbewegung in der Luft.) Es frustriert mich, dass die Medizin der Wissenschaft so weit hinterherhinkt – ich will keine Chemotherapie. Und ich misstraue der Methode, die sie als Anzeiger dafür verwendet haben, ob ich eine Chemo bekommen soll oder nicht. Ich habe sechs Monate in meiner Freizeit mit zu viel Krebs-Recherche verbracht, das hat mich ungeheuer wütend gemacht. Ich habe eine Aufklärungskampagne über Brust- und Hodenkrebs für junge Menschen gestartet, und sie läuft gut. Vielleicht werde ich das anstelle meines normalen Berufs tun, der mir nur noch sinnlos erscheint.

Vor ein paar Jahren hatte ich einen Nervenzusammenbruch. Damals hatte ich unheimlich viel zu bewältigen. Während einer meiner Schwangerschaften wurde ich depressiv und begann, mich zu ritzen. Ich hatte das Gefühl, dass mein Baby unter der Geburt sterben wird, wenn ich mich nicht ritze und das Blut sehe. Wenn ich mich selbst zum Bluten brachte, fühlte ich mich befreit von einem ... na ja, nicht gerade Unglück ... aber die Schuld wurde aufgelöst. Wenn ich mich jetzt, in der Depression, ritze, lindert das den starken Druck und bringt mich wieder zu Verstand.

Letztes Jahr spürte ich auf einmal, dass etwas nicht in Ordnung ist, und dann fand ich den Knoten. Ich mag die Ungewissheit nicht, die ungewisse Seite dieser Erkrankung.

A: Erzählen Sie mehr darüber.

P: Ich will die Kontrolle behalten, und das geht bei Krebs nicht – der Körper widersetzt sich den eigenen Wünschen.

Meine Söhne strengen mich unheimlich an – manchmal fühle ich mich ihnen sehr fern.

A: Beschreiben Sie „fern“ genauer.

P: Ich möchte am liebsten ins Bett gehen und mir die Decke über den Kopf ziehen. Manchmal denke ich, sie machen das absichtlich, um mich auf die Palme zu bringen.

A: Wie sieht ihr seelischer Zustand in letzter Zeit genau aus, wenn es am schlimmsten ist?

P: Ich habe das Gefühl, mit nichts mehr zurechtzukommen. Und ich sehe auch keinen Sinn darin, ich werde sterben. Dann fühle ich mich wieder schuldig für solche Gedanken.

A: Was ist das Schlimmste?

P: Ich sitze in der Falle. Nichts schlägt an, keine Verhaltenstherapie, kein Achtsamkeitstraining.

A: Beschreiben Sie das näher.

P: Ich fühle mich wertlos und habe große Angst. Ich sehe keinen Sinn darin, mir all das anzutun. Weil es nicht funktioniert. Die Verantwortung drückt mich nieder. Ohne Ausweg. Es hat keinen Sinn, weil ich sterben werde. Ich mache mich selbst mit Schuldgefühlen fertig.

A: Wie ist es, wenn die Angst am schlimmsten ist?

P: Ich weiß nicht, was in meinem Körper vor sich geht. Ich suche ständig nach Knoten, bis die Brust weh tut. Ich möchte aufhören zu arbeiten, aber das kann ich mir nicht leisten, ich sitze also auch hier in der Falle.

A: Beschreiben Sie die Angst noch einmal.

P: Es ist nicht so sehr die Angst vor dem Sterben, sondern davor, keine Kontrolle darüber zu haben. Wenn es passiert, kann ich es nicht aufhalten, es ist mein Körper, der alles macht. Es spielt keine Rolle, was man selber will und tut – es wird einem aus der Hand genommen.

A: Sie sagten, die Verantwortung drückt Sie nieder. Erzählen Sie mehr darüber.

P: Ich fühle mich für absolut alles verantwortlich.

A: Weiter.

P: Ich versuche, immer nur eine Sache auf einmal zu tun, weil es mich sonst überfordert. Ich mache mir eine Liste, aber das macht alles noch schlimmer, weil ich sehe, wie viel ich noch zu tun habe.

A: Beschreiben Sie die Verantwortung, die Sie niederdrückt.

P: Erstickend. Überfordernd.

A: Fahren Sie fort.

P: Es ist zu viel, wie ein ständiger, schwerer Rucksack auf meinem Buckel. Ein Stein mehr wird mich umschmeißen. Dann liege ich zappelnd wie eine Schildkröte auf dem Rücken und komme nicht wieder auf die Beine. Ein mühseliger Kampf. Ständiger Druck. (Sie schiebt die Hand energisch nach vorn.)

A: Beschreiben Sie das näher.

P: Überlastet, niedergedrückt, unter Druck.

A: Beschreiben Sie das näher.

P: Fast zu schwer, um sich bewegen zu können.

A: Beschreiben Sie „niedergedrückt“ näher.

P: Eine große Hand, die einen unten hält.

A: Weiter.

P: Etwas, das größer ist, als man selbst – etwas, worüber man keine Macht hat – etwas, wovon man sich nicht lösen kann. Es ist immer da.

A: Was wäre das Gegenteil davon?

P: Beschwingt. Wenn es mir gut geht, geht es mir richtig gut: Ich bin zufrieden, kann alles tun, vernünftig, alles läuft prima. Ich schaffe es.

A: Beschreiben Sie „beschwingt“ näher.

P: Fast ganz oben.

A: Was ist das Gegenteil von „beschwingt“?

P: Aufgeben. Verzweiflung. Manchmal habe ich ein Gefühl im Kopf, als würde ein Schraubstock zusammengedreht – ein Druck – wenn ich richtig wütend bin.

A: Erzählen Sie mehr über das Gefühl, keine Luft zu bekommen.

P: Manchmal bleibt mir die Luft weg. Angstanfälle – Panikanfälle. Manchmal fühle ich mich in der Menge unwohl – die Gesichter der Menschen sehen sonderbar aus.

A: Beschreiben Sie das näher.

P: Ein Gefühl, dass alle Männer mich überfallen wollen – ich habe manchmal Phasen, in denen ich die Menschen nicht besonders mag.

A: Erzählen Sie mehr über die sonderbaren Gesichter der Menschen.

P: Nicht dass sie mich angreifen wollen – dass mich alle hassen, eine Bedrohung. Meine Wahrnehmung ist dann geschärft, alles sieht greller und schärfer aus. Zu klar umrissen – die Gesichter der Menschen sind zu scharf, zu grell ausgeleuchtet, scharfe Kinne und Nasen. Manchmal habe ich das Gefühl, als sei ein schwarzer Schatten hinter mir, etwas über meiner Schulter, das mich erschreckt. Im Gedränge das Gefühl, als sei jeder falsch. Das passiert nur unter Fremden, nicht bei Menschen, die ich kenne.

A: Erzählen Sie bitte von Ihrer Lungenentzündung.

P: Es war der rechte Lungenflügel, und die Brustfellentzündung war auf der rechten Seite – ein sehr scharfer, stechender Schmerz. Es war schlimmer, wenn ich auf der rechten Seite lag, schlimmer beim Lachen und richtig schlimm, wenn ich tief atmete. Ein Gefühl, als würde ich aufgerissen, sodass ich das Bedürfnis hatte, diese Seite zusammenzuhalten.

A: Könnten Sie sich bitte einmal selbst beschreiben?

P: Ich kann ziemlich unduldsam sein, vor allem gegenüber Dummheit, gegenüber Leuten, die blind irgendetwas hinterherrennen.
Ich engagiere mich sehr für alles, was ich tue. Ich gebe mein Bestes – wenn nicht, fühle ich mich schrecklich. Ich mag meinen Job. Ich bin gut darin.

A: Erzählen Sie mehr über die Unduldsamkeit.

P: Alles muss so sein, wie ich es will. Ich rege mich auf, ich werde wütend, und das gibt mir die Kraft zu tun, was getan werden muss. Ich habe ständig vor Augen, was erledigt werden muss.

A: Was ist das für ein Gefühl?

P: Stress, Kurzatmigkeit, ich möchte schreien. Es ist einfach zu viel. Es ist ständig da. Ich komme da nur durch, wenn ich unduldsam, wütend und gestresst bin. Zu anderen Zeiten sage ich mir wieder: „Es ist mir egal, ich habe keinen Bock."

A: Beschreiben Sie das näher.

P: Ich will ins Bett gehen, mich total von der Welt abkapseln.

A: Fahren Sie fort.

P: Die Vorhänge zuziehen. Totale Stille. Keine Eindrücke, nur im Dunkeln im schönen, warmen Bett liegen und keinen Streit im Nebenzimmer hören, keinen Fernseher.

A: Können Sie mir etwas über Ihre Kindheit erzählen?

P: Ich war glücklich, bis ich ins Internat kam, da schlug alles um. Der Direktor war Furcht erregend, er war groß, er manipulierte uns, er war verdreht, er herrschte mithilfe von Angst.

A: Fahren Sie fort.

P: In den ersten beiden Jahren hatte ich entsetzliche Angst, wenn ich mit den älteren Mädchen trinken und rauchen ging. Ich hatte mich besser unter Kontrolle. Zweimal wurde ich vom Unterricht ausgeschlossen. Als Jugendliche war ich durch und durch rebellisch – vergnügungssüchtig. Ich lernte nicht mehr, weil mich das nur vom Vergnügen abhielt.

A: Erzählen Sie mehr übers Abhalten.

P: So habe ich mich als Jugendliche oft gefühlt: eingeschränkt, frustriert und wütend.

A: Beschreiben Sie „eingeschränkt".

P: Ich war fest entschlossen zu tun, was ich wollte. Als ich die Schule verließ, hatte ich das Gefühl, eine Kontrolle über mein Leben zu brauchen.

A: Beschreiben Sie „eingeschränkt" näher.
(Sie legt die Hände an die Körperseiten.)

P: Gebunden.

A: Beschreiben Sie das näher.

P: Körperlich von allen Seiten, es hält mich fest. (Sie schlingt ihre Arme um den Oberkörper.) Wie an dem Tag, als ich aus der Schule nach Hause geschickt wurde. Eine enorme körperliche Schwere. Niedergedrückt werden.

A: Was ist das Gegenteil davon?
(Sie streckt die Arme über dem Kopf aus.)

P: Freiheit – die freie Wahl haben.

A: Haben Sie irgendwelche Ängste?

P: Vor Spinnen – die sehen böse aus. Ich kann ihren Hautpanzer nicht ausstehen. Wenn sie tot sind, sehen sie sogar noch schlimmer aus.

Fallanalyse

Wie aus dem Dialog vielleicht schon ersichtlich, war das ein sehr intensives Fallgespräch. Ich hatte das Gefühl, dass sie kurz vor einem seelischen Zusammenbruch stand, was für ihre Familie, ihre Gesundheit und ihre berufliche Karriere eine Katastrophe gewesen wäre.
Bei der allmählichen Vertiefung ihres Zustands wurde der Fall klarer, als sie ihre tiefer liegende Empfindung beschrieb und die Spinnenanteile zutage traten.

THEMEN DES TIERREICHS

Furcht vor Fremden
„nicht dass sie mich angreifen wollen ..."
Alle hassen mich.
Bedrohung
Meine Wahrnehmung ist dann geschärft.

SPINNENTHEMEN

Abneigung gegen Einschränkungen
gebunden
niedergedrückt
zurückgehalten werden
körperlich von allen Seiten
eine große Hand, die einen unten hält
etwas, was größer ist als man selbst
Der Direktor war Furcht erregend – er war groß.
manipuliert
verdreht
mithilfe von Angst herrschen
erschrecken
„als würde ich aufgerissen" (eine für Spinnen ganz typische körperliche Empfindung)
keine Luft bekommen
einen langsamen, grausamen Tod sterben
sich aufregen
Ich komme da nur durch, wenn ich unduldsam bin.
Ich tue mein Bestes.
Ich engagiere mich sehr für alles, was ich tue.
fest entschlossen
Selbstverletzung
Angst vor Spinnen mit den spezifischen *Details*, die sie anführt

THEMEN VON LOXOSCELES RECLUSA

im Bett bleiben
sich total von der Welt abkapseln
„Es ist mir egal, ich habe keinen Bock."
aufgeben
sich fern fühlen
Wertlosigkeit
Verzweiflung
Selbstmordgedanken
rechtsseitige Lungenerkrankung

RUBRIKEN

GEIST, GEMÜT; SPRECHEN, Reden, Abneigung gegen; Schwäche, durch (6)
GEIST, GEMÜT; GEDANKEN; hartnäckige; krankhafte (9)
GEIST, GEMÜT; SCHNEIDEN, Verstümmeln, Aufschlitzen, Neigung zum (12)
GEIST, GEMÜT; TRÄUME, Trauminhalte; Gesicht (19). Sie erwähnt mehrere Male unheimliche Gesichter.
GEIST, GEMÜT; GEDANKEN; hartnäckige; Krankheit, an (23)
GEIST, GEMÜT; TRÄUME, Trauminhalte; beschäftigt, ist (51)
GEIST, GEMÜT; BETT; bleiben, will im (62)
GEIST, GEMÜT; VERSTECKEN; Verlangen, sich zu verstecken (79)
GEIST, GEMÜT; TOD; Todesgedanken (114)
GEIST, GEMÜT; BEWÄLTIGEN, kann Dinge nicht mehr, überfordert durch Stress (122)
GEIST, GEMÜT; TOD; Todesahnung (155)
GEIST, GEMÜT; SORGEN, voller (156)
GEIST, GEMÜT; SELBSTMORD, Neigung zum (202)

Manchmal hat sie auch das Gefühl, „alles tun zu können“:
GEIST, GEMÜT; WAHNIDEEN, Illusionen; unbesiegbar, ist (5)
GEIST, GEMÜT; FURCHTLOSIGKEIT (78)

Die folgenden Rubriken spiegeln exakt die Symptome ihrer Brustfell- und Lungenentzündung wider:
BRUST; SCHMERZ; Lungen; rechts; Einatmen schl. (5)
BRUST; SCHMERZ; Lungen; rechts; Einatmen schl.; tiefes (13)
BRUST; SCHMERZ; schneidender; Einatmen schl. (28)
BRUST; SCHMERZ; schneidender; rechts (44)

In dem Moment, als sie ihre Lungenerkrankung beschrieb, die so große Ähnlichkeiten zu der in Fall 1 aufwies, dachte ich zum ersten Mal gezielt an Loxosceles reclusa.

Verschreibung: Loxosceles reclusa 1M, Einmalgabe

Follow-up nach zwei Wochen

P: Ich bin nicht mehr so depressiv, dafür regt mich jetzt alles auf. Ich habe schon das Gefühl, dass ich diesen Prozess jetzt durchstehen kann. Ich trauere, aber ich sage mir, ich schaffe das.

A: Erzählen Sie, worüber Sie sich aufregen.

P: Über alles! Über Leute, die auf der Straße vor mir laufen! Es ist völlig irrational. Wenn ich im Verkehr stecken bleibe, werde ich fuchsteufelswild.

A: Waren Sie je zuvor so wütend?

P: Als ich jünger war, in meinen frühen Zwanzigern. Damals nutzte ich die Energie, um das Haus zu putzen.

A: Was ist mit dem Gefühl, sterben zu müssen?

P: Das ist besser. Jetzt werde ich ganz bestimmt nicht sterben! Die Leute werden mich keinen schrecklichen Krebstod sterben sehen.

A: Wie sieht es mit Ihrer Energie aus?

P: Nicht allzu schlecht, das ist besser.
Ich koche die ganze Zeit vor Wut, ich versuche, mich zu bremsen. Am nächsten Tag liefen ein paar alte Leute vor mir auf der Straße, und ich dachte nur: „O Gott!"

Analyse

Es läuft alles sehr gut. Wut ist in der ersten Behandlungsphase nichts Ungewöhnliches. In diesem Fall ist es eine positive Emotion, weil sie viel kraftvoller ist als die vorhergehende Verzweiflung. Die Frustration, wenn man aufgehalten wird, ist ein typisches Gefühl bei Spinnen.

Verschreibung: Loxosceles reclusa 1M, einmal alle zwei Wochen

Ihr Zustand ist sehr intensiv – sie braucht das Mittel häufig.

Follow-up nach einem Monat

P: Es geht mir sehr gut. Ich bin nicht mehr so ... (Sie bewegt die Hände von oben auf ihren Kopf nieder.) Ich habe viel weniger Schuldgefühle.

A: Was ist mit der Wut?

P: Die ist weg! Ich fühle mich nicht mehr so bedrückt. (Sie wiederholt die Handbewegung.) Ich hatte Schmerzen im linken Fuß und in der linken Hand, und vor Kurzem juckte meine Haut. Ich habe viel mehr Energie. Ich habe angefangen zu häkeln, das macht mir richtig Spaß.

Analyse

Die Gelenkschmerzen in Armen und Beinen und das Hautjucken sind vielversprechende Zeichen für eine Externalisierung ihrer Beschwerden. Ich habe viel Zeit damit verbracht, den Heilprozess und die Heilrichtung aus ganzheitlicher Sicht zu erläutern. Ein weiteres gutes Zeichen ist es, dass sie begonnen hat, ihren Spinnenzustand in eine konstruktive und kreative Tätigkeit umzusetzen: Häkeln.

Verschreibung: Loxosceles reclusa
1M, einmal alle drei Wochen

Sie macht weiterhin gute Fortschritte und kommt regelmäßig zum Follow-up.

FALL 3

Mann, 69 J.
Hauptbeschwerde: Erektionsstörung

Er kann keine Erektion aufrechterhalten und leidet unter einer Penisverkrümmung.
Ansonsten wies seine Hauptbeschwerde keine besonderen Merkmale auf, und er hatte keine anderen körperlichen Symptome.

A: Bitte beschreiben Sie sich selbst.

P: Ich bin ein ziemlicher Einzelgänger. Es macht mir nichts aus, allein zu sein, ich fühle mich nicht einsam.
Ich bin ziemlich schüchtern und unkommunikativ. Ich bin nur mit Frauen befreundet, die von selbst auf mich zukommen. Ich schätze, das hat mit Angst vor Ablehnung zu tun.
Ich lasse neue Bekanntschaften nicht zu nahe an mich heran. Die Kunst der Konversation ist an mir vorbeigegangen! Neue Bekanntschaften lasse ich ungefähr zwei Monate lang nicht in mein Privatleben ein. Ich glaube, meine Freunde und meine Familie halten mich für ein bisschen exzentrisch. Sie sagen, ich sei mürrisch und schroff.

A: Erzählen Sie mehr darüber.

P: Ich bin manchmal etwas kurz angebunden. Ich bin nicht übellaunig, nur streng, wenn andere schwer von Begriff sind.
Es fällt mir schwer, mich mit Menschen zu unterhalten. Ich schweige dann einfach.
Früher machte ich mir mehr Gedanken darüber, was andere von mir denken.

A: Was sollten sie am wenigsten von Ihnen denken?

P: Dass ich jemand bin, von dem niemand etwas wissen will.

A: Erzählen Sie etwas mehr über Ihre Schroffheit.

P: Ich kann ungehobelt sein. Wenn jemand etwas Dummes sagt, sage ich in wenigen Worten, was ich von ihm halte.
Ich bin schüchtern.

A: Beschreiben Sie das näher.

P: Vielleicht ist das gar keine Schüchternheit, sondern fehlendes Selbstvertrauen. Ich gehe nicht gern auf andere zu.

A: Sind Sie lieber in Gesellschaft oder lieber allein?

P: Ich bin ganz gern in Gesellschaft, aber nur, wenn ich nichts machen muss. Im Pub zum Beispiel sitze ich gern für mich allein in einer Ecke und höre den Gesprächen anderer zu.

A: Wie ist Ihre allgemeine Stimmungslage?

P: Zurzeit bin ich zufrieden. Ich war immer halbwegs zufrieden mit meinem Los, solange ich meine Ruhe habe.

A: Was träumen Sie nachts so?

P: Als ich jünger war, hatte ich einen Wiederholungstraum: Ich steige im Gebirge auf einen Hügel, der Pfad windet sich nach oben. Ich gelange zu einem Geröllfeld, und dort ist ein Loch in der Felswand. Ich versuche zu sehen, was auf der anderen Seite ist, und dann wache ich auf.

A: Wovor haben Sie Angst?

P: Vor Ablehnung. Dann fühle ich mich beschämt.
Ich kann andere reizen, um zu sehen, ob sie zubeißen.

A: Erzählen Sie mehr darüber.

P: Das passiert normalerweise, wenn der andere weiß, dass er etwas falsch gemacht hat.

Fallanalyse

SPINNENTHEMEN

sexuelle Funktionsstörung
spionieren (den Gesprächen anderer zuhören)
Einzelgänger
geringes Selbstvertrauen
andere reizen, um zu sehen, ob sie zubeißen

THEMEN VON LOXOSCELES RECLUSA

Einsiedlertum
starkes Isolationsgefühl

RUBRIKEN

GEIST, GEMÜT; VERSTECKEN; Verlangen, sich zu verstecken; Ecke, in einer (4)
GEIST, GEMÜT; GROBHEIT, roh, ungezogen (33)
GEIST, GEMÜT; ZUFRIEDEN (83)
GEIST, GEMÜT; BELEIDIGEND, beschimpft, verletzt andere (90)
GEIST, GEMÜT; SPRECHEN, Reden, Abneigung gegen (333)

Der Traum von einem Loch in der Wand ist ein Symptom, das mir bei mehreren Loxosceles-Fällen begegnet ist.

Verschreibung: Loxosceles reclusa C200, Einmalgabe

Follow-up nach vier Wochen

P: Es ist eine ziemliche Besserung eingetreten.

A: Was ist Ihnen aufgefallen?

P: Nach dem Mittel ging es mir drei oder vier Tage schlechter, doch nach etwa zehn Tagen trat eine Besserung ein. Es ist ungefähr 80 Prozent besser.

Es ging weiter aufwärts, einschließlich einer Besserung seiner Hauptbeschwerde und seines Allgemeinverhaltens.

FALL 4

Mädchen, 14 J.

Die Mutter der Patientin war eine Zeitlang bei mir in Behandlung gewesen und hatte verzweifelt gefragt, ob die Homöopathie auch ihrer Tochter helfen könnte. Ihre Tochter weigerte sich seit zwei Jahren, das Haus zu verlassen. Sie wurde in der Schule gemobbt, hauptsächlich wegen ihres Übergewichts. Das Mädchen verbrachte die ganze Zeit entweder in ihrem Schlafzimmer oder auf dem Sofa in der Mitte des Wohnzimmers, wo sie fernsah, sich DVDs ansah oder Videospiele spielte. Sie wickelte sich in eine Decke ein und saß einfach da. Die Eltern konnten sie nicht dazu bewegen, das Haus zu verlassen oder die Schule zu besuchen. Das Mädchen hatte die Familie vollständig unter Kontrolle.

Zuerst weigerte sie sich gegen meinen Besuch, doch schließlich war sie einverstanden, wenn ich unten auf der Treppe säße und sie oben versteckt hinter dem Geländer sitzen könne. Sie lehnte sich über das Geländer und starrte auf mich herab. So verlief unsere Anamnese. Nach einer und einer Viertelstunde wusste ich gar nicht mehr, was ich machen sollte. Als ich sie zum ersten Mal sah, verstand ich ihre Weigerung, nach draußen zu gehen: Sie war das fettleibigste Kind, das ich je gesehen hatte. Meiner Schätzung nach wog sie 120 Kilo.

Ich verschrieb ihr zwei Kohlenstoffmittel – ohne Erfolg. Bei meinem dritten Besuch stellte ich eine Frage, die ich schon früher hätte stellen sollen:

A: Welche Videospiele magst du am liebsten?
P: Ich mag Spiele, bei denen Leute in die Luft gesprengt werden. Ich freue mich, wenn andere Schmerzen erleiden.

Welche Spinne ist das? Natürlich eine Einsiedlerspinne.
Die folgenden Rubriken von Loxosceles reclusa passen zu diesem Fall:
GEIST, GEMÜT; WAHNIDEEN, Illusionen; hässlich, er ist (15)
GEIST, GEMÜT; AUSGEHEN; auszugehen, Abneigung (17)

GEIST, GEMÜT; BEWÄLTIGEN, kann Dinge nicht mehr, überfordert durch Stress (40)
GEIST, GEMÜT; BETT; bleiben, will im (46)
GEIST, GEMÜT; VERSTECKEN; Verlangen, sich zu verstecken (52)
GEIST, GEMÜT; GESELLSCHAFT; Abneigung gegen; Alleinsein, Verlangen nach (108)
GEIST, GEMÜT; MUTLOS (194)

Verschreibung: Loxosceles reclusa 1M, Einmalgabe

Ich war nicht sonderlich zuversichtlich, und als ich vier Wochen später wieder zu ihr fuhr, sagte ich mir: „Das ist das letzte Mal, ich komme nie wieder hierher." Die Atmosphäre im Haus war so bedrückend, und die bisherigen Konsultationen waren so schwierig gewesen, dass ich mich beim Verlassen des Hauses jedes Mal krank gefühlt hatte. Als ich zur Tür ging, um zu klingeln, dachte ich daher: „Noch ein letzter Versuch." Ich klingelte – und was glauben Sie, wer mir öffnete?

P: Hallo, Dr. Hardy, bitte kommen Sie rein.

Ich traute meinen Augen nicht: Sie stand an der Tür mit einem breiten Lächeln im Gesicht!

M: Ein Wunder ist geschehen! Sie hat angefangen, rauszugehen und zu trainieren, und sie geht zur Schule – nur ein paar Stunden, aber wenigstens geht sie.

Ich brauche wohl nicht zu sagen, dass dieser Besuch sehr erfreulich verlief und ich die Besuche noch ein paar Monate fortsetzte, bis sie selbst zu mir in die Praxis kam.

Behandlungsverlauf

Es ging ihr stetig besser, und sie besuchte die Schule schließlich regelmäßig.

Zwei Jahre lang nahm sie das Mittel einmal monatlich und ging nun erfreulicherweise ganz normal zur Schule.

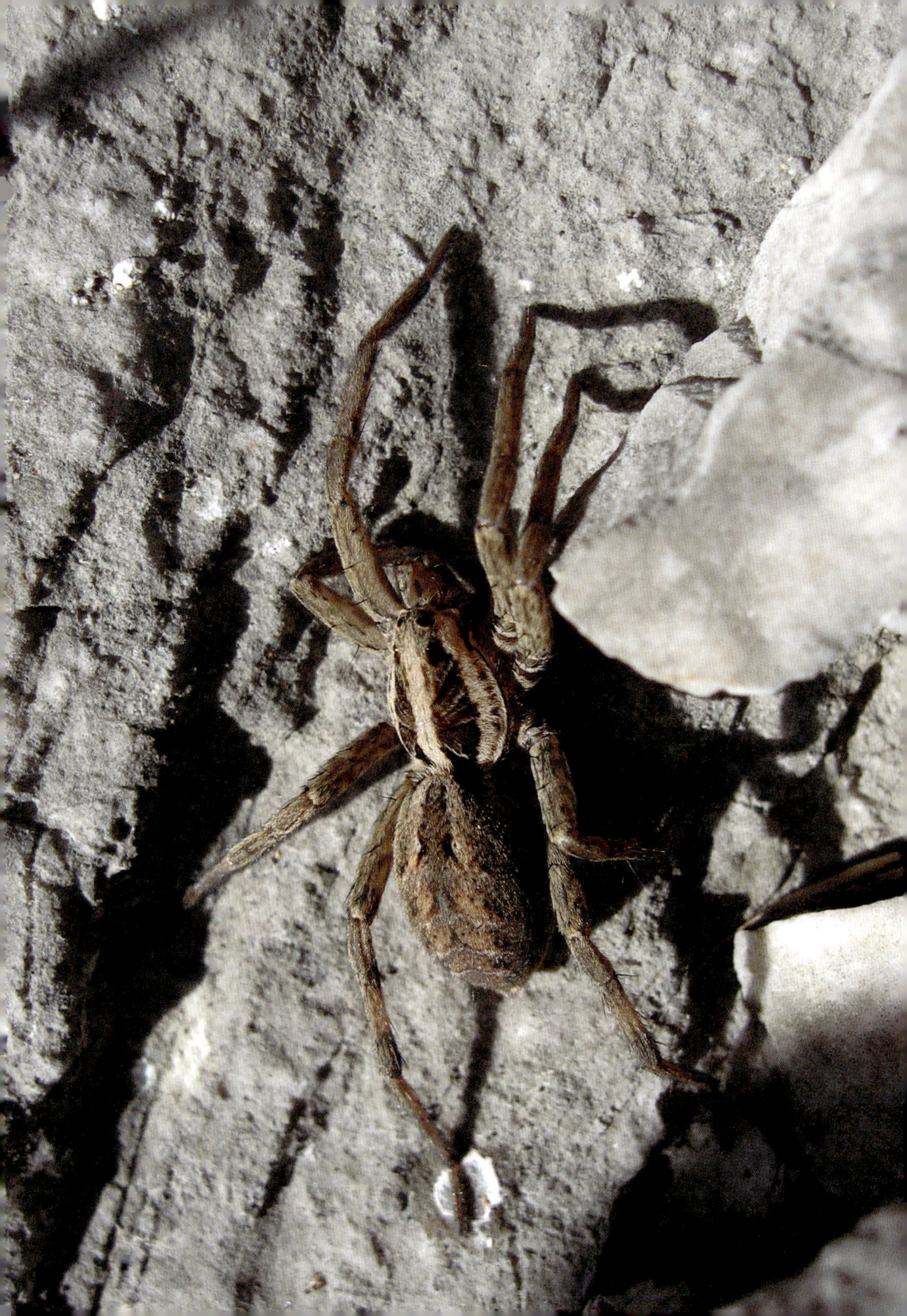

TARENTULA HISPANICA

Die Tarantel

ZENTRALE THEMEN

Die meisten der im Folgenden genannten Themen sind allgemeine Spinnenthemen, doch es sind jene, die Tarentula hispanica besonders stark manifestiert. Bei diesem Mittel sind die Symptome häufig bis zum Äußersten getrieben oder haben eine sexuelle oder hysterische Konnotation. Von allen Spinnenmitteln drückt Tarentula hispanica den Spinnenzustand in seiner vollständigsten und extremsten Form aus. Auffallend sind viele eigentümliche Symptome, die mehrere Spinnenthemen in sich vereinen.

1. Verlangen nach Aufmerksamkeit

Tarentula glaubt, nicht attraktiv genug zu sein oder nicht genügend Aufmerksamkeit zu bekommen. Dieses Gefühl führt zu einer Vielzahl an kompensatorischen Verhaltensweisen. Ihr Spektrum reicht von einem normal verführerischen Verhalten, wie etwa der Wahl farbkräftiger Kleidung, Singen und Tanzen, über übertriebene Versuche, unterhaltsam zu sein, und Flirts bis hin zu sexuell aufreizendem Verhalten, das schamlos und verrückt wirkt.

RUBRIKEN

GEIST, GEMÜT; GEISTESKRANKHEIT, Verrücktheit; Liebe, durch enttäuschte (1)
GEIST, GEMÜT; NYMPHOMANIE; Chorea, bei (1)
GEIST, GEMÜT; GEWALT, Heftigkeit; unbeobachtet fühlt, wenn er sich (1)

GEIST, GEMÜT; HYSTERIE; lasziv, lüstern (4)
GEIST, GEMÜT; CHARISMATISCH (7)
GEIST, GEMÜT; SCHAMLOS; entblößt den Körper (8)
GEIST, GEMÜT; DELIRIUM; erotisches (13)
GEIST, GEMÜT; EXTROVERTIERT (44)

Es ist interessant, dass Tarentula hispanica die Spinne ist, die sich am nachhaltigsten ihren Weg ins Bewusstsein des Menschen gebahnt hat. Man könnte sie als den Archetypus der Spinne bezeichnen. In dieser Hinsicht hat sie ihr Verlangen nach Aufmerksamkeit befriedigt.

2. Besser durch Rhythmus

Tarentula erfährt durch alles Linderung, was einen regelmäßigen schnellen Rhythmus hat: Verlangen nach stark rhythmischer Musik, Massagen, Tanzen, Reiten oder Autofahren. Dieses Symptom zeigt sich auch auf der körperlichen Ebene, zum Beispiel als Umherwälzen, um Schmerzen oder Kummer zu lindern. Es kann ein wichtiges Mittel bei extremen Schmerzen sein, wie sie eine fortgeschrittene Krebserkrankung mit sich bringt.
Restless-Legs-Syndrom, Chorea, Athetose
Der Patient kann gewalttätig werden, wenn seine Versuche, sich einem Rhythmus hinzugeben, vereitelt werden.

RUBRIKEN

GEIST, GEMÜT; TANZEN, Verlangen nach; auf und ab (1)
GEIST, GEMÜT; SCHLAFWANDELN; Musik bess. (1)
GEIST, GEMÜT; MANIE, Verrücktheit; Tanzen, mit (3)
GEIST, GEMÜT; GEISTESKRANKHEIT, Verrücktheit; Tanzen, mit (5)
GEIST, GEMÜT; TROMMELN, Reimen, Rhythmus, Verlangen nach (7)
GEIST, GEMÜT; RUHELOSIGKEIT, Nervosität; Schmerzen, bei; während; Magen, im (8)
GEIST, GEMÜT; ROLLT, wälzt sich; Boden, auf dem (11)
GEIST, GEMÜT; TANZEN, Verlangen nach; bess. (14)

3. Unruhe

Tarentula kann unglaublich viel Energie entwickeln. Die Hände stehen oft nie still, und im psychotischen Zustand vollführen die Patienten groteske Bewegungen. Am bezeichnendsten ist das aggressive Verhalten, wenn Bewegungen behindert werden.

RUBRIKEN

GEIST, GEMÜT; GESCHÄFTIG, rege; ergebnislos; Geisteskrankheit, bei (1)
GEIST, GEMÜT; AKTIVITÄT; überaktiv; Zweck, ohne (1)
GEIST, GEMÜT; GEBÄRDEN, Gesten, macht; Handbewegungen, unwillkürliche; Stricken, wie beim (1)
GEIST, GEMÜT; FURCHT; Betätigung bess. (1)
GEIST, GEMÜT; GEISTESKRANKHEIT, Verrücktheit; Ruhelosigkeit, mit; Beine, der (1)
GEIST, GEMÜT; RUHELOSIGKEIT, Nervosität; Chorea, bei (3)
GEIST, GEMÜT; RUHELOSIGKEIT, Nervosität; Beschäftigung, Ablenkung bess. (4)
GEIST, GEMÜT; ANGST; Betätigung, Anstrengung; bess. (5)
GEIST, GEMÜT; WEINEN, weinerliche Stimmung; Ruhelosigkeit, mit (7)
GEIST, GEMÜT; RUHELOSIGKEIT, Nervosität; ängstliche; muss; schnell gehen (8)
GEIST, GEMÜT; GESCHÄFT, Unternehmung; Verlangen nach (11)

4. Ungeduld

RUBRIKEN

GEIST, GEMÜT; UNGEDULD; warten, kann nicht (4)
GEIST, GEMÜT; EILE, Hast; jeder; muss sich beeilen (11)
Das ist die klassische Empfindung der Spinnen: Sie ertragen es nicht, von etwas abgehalten zu werden, und haben eine extreme Abneigung gegen Einschränkungen.

5. Destruktivität

zerbricht, zerreißt, wirft Gegenstände
Manie und Raserei mit äußerster Aggressivität und gesteigerter Körperkraft
plötzliche Handlungen, die impulsiv und unberechenbar sind

RUBRIKEN

GEIST, GEMÜT; MANIE, Verrücktheit; zerstörerische Anwandlungen, plötzliche, arglistige, erfordert äußerste Wachsamkeit des Pflegepersonals, gefolgt von Lachen und Entschuldigungen (1)
GEIST, GEMÜT; REISST, zerrt; Dingen, an; Büchern, an seinen (2)
GEIST, GEMÜT; MANIE, Verrücktheit; reißt, zerrt; Kleidung, an der (3)
GEIST, GEMÜT; SCHNEIDEN, Verstümmeln, Aufschlitzen, Neigung zum; Dinge, Gegenstände (5)

Zerren und Reißen finden sich bei diesem Mittel und bei Spinnen allgemein ebenso auf der körperlichen Ebene: Schmerzen weisen häufig diese Qualität auf. Sie können auch als windend oder ziehend beschrieben werden.

6. Hinterlist

RUBRIKEN

GEIST, GEMÜT; VERSTELLT sich, Heuchelei; Ohnmachten vor, täuscht (1)
GEIST, GEMÜT; SCHLAGEN, schlägt; Kinder; schlagen andere, wenn unbeobachtet (1)
GEIST, GEMÜT; ZERSTÖRUNGSSUCHT, zerstört Dinge; hinterlistig, betrügerisch (1)
GEIST, GEMÜT; VERSTELLT sich, Heuchelei; Krankheit vor, täuscht (17)
GEIST, GEMÜT; HINTERLISTIG, verschlagen; bestechlich, korrupt; Politiker (15)

7. Hysterie

RUBRIKEN

GEIST, GEMÜT; HYSTERIE; Aufmerksamkeit, durch (1)
GEIST, GEMÜT; HYSTERIE; periodisch (1)
GEIST, GEMÜT; HYSTERIE; Musik bess. (1)
GEIST, GEMÜT; HYSTERIE; Berührung und Druck sind unerträglich (2)
GEIST, GEMÜT; HYSTERIE; angesehen, wenn (2)
GEIST, GEMÜT; HYSTERIE; laszív, lüstern (4)

8. Klagen

RUBRIKEN

GEIST, GEMÜT; BEKLAGT sich; drohend (1)

GEIST, GEMÜT; SELBSTMITLEID; Krankheit beachtet wird, will, dass die eigene (1)
GEIST, GEMÜT; UNDANKBAR (15)
GEIST, GEMÜT; BEKLAGT sich; Krankheit, über (15)

9. Sorgen um die Familie

RUBRIKEN

GEIST, GEMÜT; TRÄUME, Trauminhalte; Sorgen, voller; bess., wenn sie die Person sieht, um die sie sich sorgt (1)
GEIST, GEMÜT; MITFÜHLEND; Unglück anderer, bei (4)
GEIST, GEMÜT; MISSGESCHICK; Unglück anderer schl. (7)

10. Spotten, Scherzen und Lachen

RUBRIKEN

GEIST, GEMÜT; SPOTTEN; alte Leute wegen ihres Alters, verspottet (1)
GEIST, GEMÜT; SCHERZEN, Spaßen; hysterisches (1)
GEIST, GEMÜT; LACHEN; Gesellschaft, in (1)
GEIST, GEMÜT; LACHEN; spöttisch (2)
GEIST, GEMÜT; SPIELEN; Verlangen nach, möchte spielen; Verstecken spielen (3)

11. Aggressives und autoaggressives Verhalten

RUBRIKEN

GEIST, GEMÜT; RASEREI, rasende Wut; schlägt, Schlagen, mit; sich selbst (1)
GEIST, GEMÜT; SELBSTQUÄLEREI (8)
GEIST, GEMÜT; QUÄLT; sich selbst (10)
GEIST, GEMÜT; ZERSTÖRUNGSSUCHT, zerstört Dinge; Kleidung (10)
GEIST, GEMÜT; SCHNEIDEN, Verstümmeln, Aufschlitzen, Neigung zum (12)
GEIST, GEMÜT; ANGRIFFSLUSTIG (15)
GEIST, GEMÜT; REISST, zerrt; sich selbst, an (20)

12. Drohungen

RUBRIKEN

GEIST, GEMÜT; REDEN, redet; drohend (1)

GEIST, GEMÜT; GEISTESKRANKHEIT, Verrücktheit; droht mit Zerstörung und Tod (2)
GEIST, GEMÜT; TÖTEN, Verlangen, zu; droht zu (5)

13. Farben

Tarentula reagiert extrem sensibel auf Farben.

RUBRIKEN

GEIST, GEMÜT; FARBEN; Abneigung gegen; Rot; Gelb, Grün und Schwarz (1)
GEIST, GEMÜT; FARBEN; Farben bess., helle (2)
GEIST, GEMÜT; FARBEN; Abneigung gegen; Blau (4)
GEIST, GEMÜT; FARBEN; entzücken, bezaubern ihn; blaue, grüne, rote (4)
GEIST, GEMÜT; FARBEN; Abneigung gegen; Rot (6)
GEIST, GEMÜT; FARBEN; Verlangen nach; Blau (11)
GEIST, GEMÜT; FARBEN; Verlangen nach; Rot (14)
GEIST, GEMÜT; FARBEN; entzücken, bezaubern ihn (14)

14. Licht

Sowohl Licht als auch Dunkelheit können bessern oder verschlimmern.

RUBRIKEN

GEIST, GEMÜT; LICHT; schl. (1)
GEIST, GEMÜT; REFLEKTIERENDE, glänzende Gegenstände; bess. (2)
GEIST, GEMÜT; FURCHT; schwarzen oder dunklen Farben, vor (6)
GEIST, GEMÜT; SCHWARZ und dunkel ist, Abneigung gegen alles, was (10)
GEIST, GEMÜT; DUNKELHEIT; bess. (15)

15. Miasma

Tuberkulose-Miasma

Prüfung

Nunez, 1846

Zoologische Merkmale von homöopathischem Interesse

Es gibt sehr viele Tarantel-Arten. Taranteln fressen vorzugsweise Insekten und andere Gliederfüßer; sie fangen ihre Beute hauptsächlich, indem sie ihr auflauern. Die größten Taranteln können Tiere von der Größe von Eidechsen, Mäusen, Vögeln und kleinen Schlangen töten.

Bevor sie zubeißen, signalisieren Taranteln häufig ihre Absicht anzugreifen. Dazu bäumen sie sich zu einer Drohstellung auf, indem sie die Vorderbeine anheben und die Fangzähne ausstrecken und spreizen. Anschließend werfen sie sich mit erhobenen Vorderbeinen auf den Eindringling und ergreifen sofort die Flucht, doch können sie sich in letzter Minute auch noch plötzlich umdrehen und zubeißen, vor allem dann, wenn der Fluchtweg abgeschnitten ist.

Zwar sind alle Taranteln giftig, und einige Bisse können ernsthafte Beschwerden verursachen, die mehrere Tage lang anhalten, doch sind bislang keine Fälle bekannt, in denen ein Mensch an einem Tarantelbiss gestorben wäre. Trotz ihres oftmals bedrohlichen Aussehens und Rufes ist keine Tarantel-Art bekannt, deren Biss für Menschen tödlich wäre. Während die Bisse vieler Arten bekanntermaßen nicht schlimmer als ein Wespenstich sind, weiß man doch von zahlreichen Bissen mancher Arten, die sehr schmerzhaft sind und starke Krämpfe auslösen, welche über mehrere Tage hinweg immer wieder auftreten können.

Interessant ist, dass die Tarantel-Arten, die in Nord- und Südamerika leben (nicht Tarentula hispanica), spezielle Haare ausgebildet haben, die sie gegen Angreifer schützen. Diese feinen Haare sind mit Stacheln versehen und sollen den Angreifer **reizen.** Manche Menschen reagieren auf diese Haare äußerst empfindlich und entwickeln schweren Juckreiz und Ausschläge an der betroffenen Stelle. Die Spinne kann diese Haare von sich schleudern: Sie lässt sie mithilfe ihres Hinterbeinpaars in die Luft auf ihr Zielobjekt schnellen.

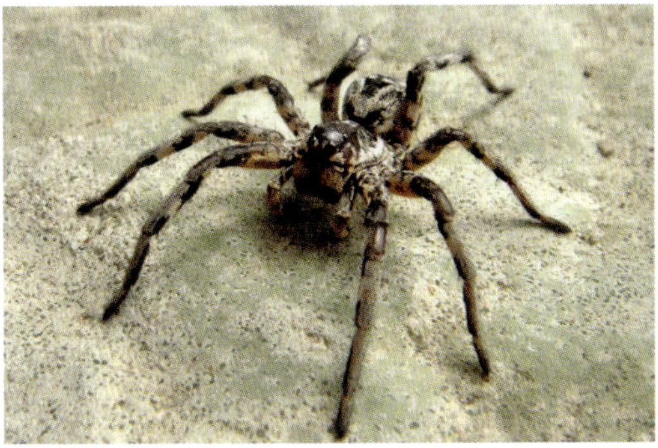

FALL 1

Mann, 33 J.
Hauptbeschwerde: Reizdarmsyndrom

Er wurde von seinem Hausarzt überwiesen.

P: Ich habe das seit ungefähr zehn Jahren. Manchmal wird es etwa eine halbe Stunde nach einer Hauptmahlzeit schlimmer. Es schmerzt, und es ist so ein zerrendes Gefühl im Unterbauch, als hätte ich erbrochen. An manchen Tagen habe ich Verstopfung, und an manchen muss ich viermal täglich meinen Darm entleeren. Meine Stühle sind nie normal, sondern immer dünn.
Ich habe starke Flatulenzen. Bei mir wurde ein Zwerchfellbruch diagnostiziert, und ich habe ständig Verdauungsstörungen. Ich fühle mich aufgebläht.

A: Beschreiben Sie das zerrende Gefühl.

P: Es ist ein Gefühl, als würde ich erbrechen oder als würde ich Stuhl herausdrücken. Fast so, als hätte ich mich verletzt.

A: Beschreiben Sie die Verdauungsstörungen.

P: Ich muss viel aufstoßen, und mir steigt Säure in den Mund.

A: Was ist mit den Flatulenzen?

P: Mein Spitzname ist „Stinker“.
Ich war dreimal im Krankenhaus und hatte Darmspiegelungen und bekam eine Kamera durch den Hals.

A: Haben Sie sonst noch Beschwerden?

P: Mein Schlaf! Ich zucke die ganze Zeit: Arme, Beine, manchmal der ganze Körper. Manchmal wird meine Frau davon wach. Sie sagt, ich mache das meistens im Schlaf. Sie sagt auch, ich stöhne im Schlaf, als hätte ich Sex oder als sei mir unwohl.

Da sonst keine signifikanten körperlichen Beschwerden vorhanden waren, bat ich ihn, sich selbst zu beschreiben.

P: Ich bin gut gelaunt, immer gut drauf. Es braucht lange, um mich auf die Palme zu bringen. Ich bin immer bereit, anderen zu helfen. Jeden Morgen wache ich auf, als sei es ein Neuanfang. Ich bin immer für einen guten Lacher zu haben. Ich beklage mich nie.

A: Haben Sie irgendwelche Hobbys oder Lieblingsbeschäftigungen?

P: Angeln. Ich war nie sehr sportbegeistert.

A: Was gefällt Ihnen am Angeln?

P: Die Entspannung, nichts zu tun, mit meinen Freunden zu quatschen, alles, was das Leben leicht macht.

A: Sie sagten, Sie seien immer für einen guten Lacher zu haben. Erzählen Sie mehr darüber.

P: Ich tue alles für einen Lacher: kindische Streiche, jemanden reinlegen. Am Wochenende grillen. Ich will immer meinen Spaß haben, komme, was da wolle.

A: Erzählen Sie mir mehr darüber.

P: Als wir zum Beispiel letztens angeln waren, ging mein Freund mal etwas trinken, da habe ich seine Angel eingezogen, einen Fischkopf drangehängt, sie wieder ausgeworfen und gewartet. Als er dann wiederkam, erzählte ich ihm, er hätte diesen Fisch gefangen, da wäre auf einmal ein riesiger Fisch gekommen und hätte ihn weggefressen. Zuerst glaubte er mir, aber dann merkte er, dass ich scherze. Es macht mir nichts aus zu warten: Ich mache einen Scherz, und am Ende habe ich die Lacher auf meiner Seite.

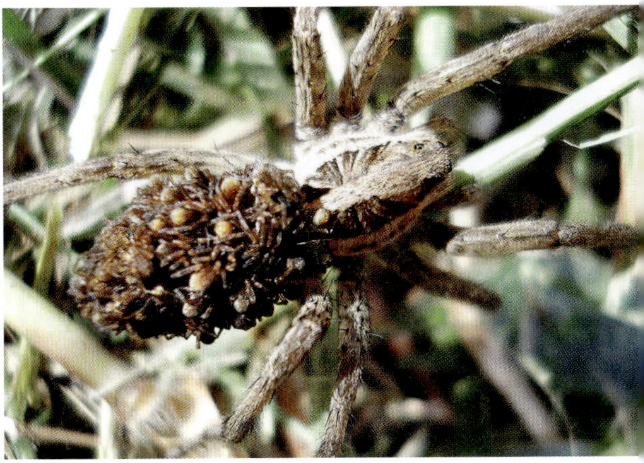

A: Erzählen Sie mehr übers Scherzen.

P: Ich bin ganz gern sarkastisch – andere ein bisschen drangsalieren, sie fertigmachen.

A: Erzählen Sie mehr darüber.

P: Nun, im meinem Job geht es ziemlich hart zu. Man drangsaliert die anderen. Man treibt sie bis zum Äußersten und vielleicht sogar darüber hinaus. Es ist ein ziemlich raues Umfeld.
Was andere über mich denken, interessiert mich nicht. Ob zum Beispiel jemand denkt, meine Scherze gingen zu weit. Früher hatte ich überall Piercings im Gesicht, und es war mir egal, was die Leute dachten.

A: Erzählen Sie mir mehr über sich.

P: Ich bin eigennützig, ich gehe bis zum Äußersten, wenn ich etwas will – ein Auto zum Beispiel oder ein Fischerboot. Da habe ich mir nie viele Gedanken gemacht.

A: Erzählen Sie mehr darüber.

P: Mit 25 habe ich einen Hoden verloren. Es war kein Krebs, sondern so eine seltene Krankheit, ein gutartiger Tumor, und sie mussten mir einen Hoden entfernen.
Früher habe ich viele Jobs verloren.

A: Erzählen Sie mir mehr darüber.

P: Weil ich auf die Palme getrieben wurde. Ich kann schnell die Beherrschung verlieren. Im letzten Job, den ich verloren habe, hatte ich meinen Chef gegen die Wand gedrückt.
(Er ist sehr groß und hat eine einschüchternde Ausstrahlung. Ich beginne mich etwas unbehaglich zu fühlen.)

A: Haben Sie irgendwelche Träume?

P: Ich habe einen wiederkehrenden Traum: Ich wache morgens mit dem Gefühl auf, Schmerzen zu haben oder verletzt zu sein oder auch jemand anderen verletzt zu haben, oder ich verspüre Schmerzen wie von einer Verletzung. Das ist wirklich seltsam, wie eine Art Hass. Gleichzeitig ist es, als wäre ich angeschwollen. Als sei ich von einem großen, weichen Ball getroffen worden oder einem Kissen; es hat mich getroffen und ein dumpfes Schmerzgefühl hinterlassen.

A: Erzählen Sie mehr über das Schwellungsgefühl.

P: Es ist überall, wie eine kribbelnde Aura. Als sei ich das Michelin-Männchen.

A: Versuchen Sie das näher zu beschreiben.

P: Manchmal wache ich morgens auf und habe das Gefühl: „Irgendetwas stellt mir nach!" Es ist ein Hassgefühl, das Bedürfnis, jemandem wehzutun, so als sei ich von etwas bombardiert worden, das groß und weich, aber doch fest ist, eine Art dumpfer Aufprall.

A: Erzählen Sie mehr über den Hass.

P: Ich will alles und jeden ignorieren. Ich will niemanden kennen.

A: Was bereitet Ihnen im Leben die größten Sorgen?

P: Mein Sohn und sein Verhalten! Das Geräusch von Haartrocknern! Ich spüre das körperlich, und ich liebe Musik, aber wenn sie verzerrt aus irgendwelchen billigen Geräten kommt, dann hört sich das genauso blechern an wie ein Haartrockner. Das ist ein furchtbares Gefühl, ich spüre das im ganzen Körper, eine Art Vibrieren, das ist furchtbar.

Fallanalyse

THEMEN DES TIERREICHS

Irgendetwas stellt mir nach!
andere fertigmachen
Ich habe meinen Chef gegen die Wand gedrückt.
Es ist ein ziemlich raues Umfeld.

SPINNENTHEMEN

Scherzen
kindische Streiche
Ich tue alles für einen Lacher.
Sarkasmus
drangsalieren
Schmerzen zufügen
Ich möchte jemandem wehtun.
Man treibt es bis zum Äußersten.
Schwellungsgefühl
eigennützig
Hass
bis zum Äußersten gehen, wenn man etwas will
Angeln (die perfekte Beschäftigung für Spinnen: lange Zeit stillsitzen und dann plötzlich etwas fangen)

Es braucht lange, um mich auf die Palme zu bringen.
Es macht mir nichts aus zu warten.
Zucken
empfindlich gegen Vibrationen

Er beschreibt seltsame Empfindungen, und die kommen vom Ursprung seines Mittels:
verzerrt
etwas, das groß und weich ist
wie eine kribbelnde Aura
Schwellungsgefühl
als sei ich das Michelin-Männchen

Ein Schwellungsgefühl findet man bei einer ganzen Reihe von Spinnenmitteln. Was fehlt noch, was auf das spezifische Mittel hinweisen könnte?
Am unbehaglichsten wurde mir, als er erzählte, dass er seinen Chef an die Wand gedrückt hatte. Das rief ein sehr anschauliches Bild in mir hervor. Möglicherweise handelt es sich also um eine Spinne, die ihre Beute anspringt.
Was gibt es sonst noch? Seine Reizdarmsymptome sind nicht sehr eigentümlich, doch er hatte eine ungewöhnliche Erkrankung: einen gutartigen Tumor an den Hoden.

RUBRIK

MÄNNLICHE GENITALIEN; TUMOREN, Gewächse; Hoden (15): agav-t., anan., apis, arg., brom., calc-f., carbn-s., cob-n., con., graph., rhod., sep., staph., sulph., tarent.

15 Mittel, eines davon eine Spinne.
Es gibt noch eine Rubrik:
MÄNNLICHE GENITALIEN; TUMOREN, Gewächse; indolent, Hoden (1): tarent.
Tarentula hispanica hat also dieses Einzelsymptom. Es gibt 15 Mittel mit Hodentumoren, doch nur eines mit einem indolenten (d.h. gutartigen) Tumor.

Im Hinblick auf diesen Patienten gibt es noch eine weitere interessante Rubrik:

GEIST, GEMÜT; DROHEN, droht (12): agar., choc., gels., **Hep.**, meli., op., plut-n., scorp., **Stram., TARENT., Tub.,** valer.

Verschreibung: Tarentula hispanica 1M, Einmalgabe

Ich entschied mich zunächst für eine 10M, weil er sein Erleben auf der Empfindungsebene beschrieben hatte, wählte dann jedoch die 1M mit der Option, nach einer gewissen Zeit zur 10M überzugehen.

Follow-up nach drei Wochen

P: Es gab eine deutliche Besserung. Es geht mir um 60 oder 70 Prozent besser. Es geht mir viel besser.

A: Seit wann?

P: Etwa seit dem dritten Tag, nachdem Sie mir das Mittel gegeben haben. Und ich esse weniger; ich habe nicht mehr diesen starken Drang, mich abzufüllen. Ich bin nicht mehr so müde, und ich schlafe besser.

Weitere Follow-ups

Zu den nächsten beiden Terminen kam er nicht (Spinnen-Patienten können ziemlich unzuverlässig sein). Doch die weiteren Follow-ups nahm er zweieinhalb Jahre lang regelmäßig wahr. Während dieses Zeitraums besserte sich sein Zustand in allen Bereichen deutlich. Er schickte Arbeitskollegen und Familienmitglieder zu mir zur Behandlung. Nach etwa neun Monaten mussten wir die Potenz auf 10M erhöhen. Nach 18 Monaten brauchte er wieder einen Potenzwechsel. Ich ging auf C200 herunter und erhöhte dann wieder auf 1M. Als er vollständig genesen war, beendete er die Behandlung schließlich.

FALL 2

Mädchen, 15 Monate
Hauptbeschwerde: Schlaflosigkeit

Die Kleine wurde von ihren Eltern zu mir gebracht.

M (Mutter): Seit ihrer Geburt hat sie noch nie richtig geschlafen. Im Mutterleib war sie sehr aktiv. Zurzeit weigert sie sich, schlafen zu gehen – sie stellt sich hin und schreit, bis sie ganz heiß ist, und das kann eine Stunde lang so gehen. Normalerweise wacht sie gegen 1 oder 2 Uhr auf und schreit und schreit, bis jemand ins Zimmer kommt. Sie hat unheimlich viel Energie; sie kann nachts zwischen einer und vier Stunden wach sein, hellwach, und trotzdem früh um sieben wieder aufwachen. Als sie noch kleiner war, war das leichter zu handhaben, aber jetzt steht sie auf und wird hysterisch. Wir denken, es ist an der Zeit, Hilfe zu suchen. Der Schlafmangel setzt der ganzen Familie zu und sogar den Nachbarn! Wir haben alles versucht: CDs, Nachtlicht, Milch, Essen, Musik, Wiegen usw. Manchmal schläft sie ein, wenn man sie hält, doch sobald man sie ins Bettchen zurücklegt, wacht sie wieder auf. Sie ist sehr laut, sehr stimmgewaltig.

Im Fragebogen hatten die Eltern geschrieben:

Sie ist ein kleiner Racker mit einem ausgeprägten Humor, der gern alle zum Lachen bringt. Sie ist sehr abenteuerlustig und klettert gern. Sie ist ganz schön verschmitzt.

Bei der Anamnese beschreibt ihr Vater sie folgendermaßen:

V: Sie ist sehr fröhlich, ein zufriedenes Baby, und sie kommt gut mit anderen Babys klar. Sie ist sehr neugierig und sehr aktiv und klettert gern. Sie liebt rhythmische Musik und Melodien und tanzt gern. Und sie hat einen ausgeprägten Humor.

A: Erzählen Sie mehr darüber.

V: Sogar in der Kinderkrippe sagen sie, sie sei eine richtige Schauspielerin.

A: Fahren Sie fort.

M: Sie macht lustige Sachen, sie kennt einen Trick, den sie mit Tassen macht. Sie ist sehr taktil und kampelt gern, wenn sie auf einem sitzt. Sie liebt Wasser und badet gern – sie würde am liebsten für immer in der Wanne bleiben. Sie klettert gern im Garten, dort ist sie überall. Höhenangst hat sie überhaupt keine. Wenn ich ehrlich bin, ist sie einnehmender und kontaktbereiter als andere Babys in ihrem Alter.

A: Erzählen Sie mehr übers Klettern.

M: Sie liebt Menschen, sie ist gern unter Menschen, sie ist ein sehr geselliges Baby. Und sie ist nicht gern allein – dann rastet sie aus, weil sie unter Menschen sein will.

A: Sie sagten, sie sei verschmitzt. Erzählen Sie mehr darüber.

M: Sie weiß genau, wann sie ungezogen ist. Sie schaut einen an, bis sie merkt, dass man sie auch anschaut, macht irgendetwas und beobachtet die Reaktion. Zum Beispiel schaut sie mich aus den Augenwinkeln an, nimmt dann Essen von ihrem Teller, lässt es langsam zu Boden fallen und beobachtet meine Reaktion.

V: Sie versteckt auch Sachen in den Schuhen anderer! Sie versteckt ein Stück Banane oder die Autoschlüssel, und man sucht sie, und sie beobachtet einen dabei, und wenn man sie endlich findet, jauchzt sie vor Lachen. Sie spielt gern Verstecken. Sie liebt es, zu verschwinden und dann wieder aufzutauchen. Verstecken und „Kuckuck" spielen. Beim Tassentrick geht es auch darum, Dinge verschwinden und wieder auftauchen zu lassen.

A: Gibt es noch etwas zur Schlaflosigkeit zu sagen?

M: Wenn sie nicht schlafen kann, muss einer von uns nahe bei ihr sein, sie berühren, sie halten oder sie anpusten – sie scheint dieses Gefühl zu lieben.

Ich unterhalte mich allein mit der Mutter.

A: Wie war Ihre Schwangerschaft?

M: Insgesamt gut, aber gegen Ende war ich sehr hibbelig, die letzten Wochen waren die Hölle. Ich konnte nicht stillsitzen! Besonders in den Unterschenkeln prickelte und kribbelte alles wie elektrischer Strom.

A: Beschreiben Sie das bitte noch einmal. Es macht nichts, wenn Sie sich wiederholen.

M: Es war wie eine elektrische Spannung, ein Strom, der durch Waden und Füße lief. Jeden Abend war ich furchtbar unruhig. Immer kurz vor dem Zubettgehen.

A: Was für Musik mag sie am liebsten?

M: Lebhafte, schnelle Musik, und dann tanzt sie.

Fallanalyse

SPINNENTHEMEN

Humor
verschwinden und wieder auftauchen
verschmitzt
anderen Streiche spielen
Schauspielerin
taktil
mag sanfte Berührung (angepustet werden)
klettern
abenteuerlustig
liebt schnelle, rhythmische Musik
tanzen

Dieses 15 Monate alte Mädchen hat einen bemerkenswerten Humor: Die Raffinesse, die bei ihren Streichen zutage tritt, ist äußerst frühreif. Auffallend ist, dass ihre Scherze das Kennzeichen der Spinnenstrategie aufweisen: eine Falle stellen und warten, was passiert. Sie legt die Schlüssel in die Hausschuhe ihres Vaters und weiß genau, dass er sie schließlich finden wird – es macht ihr Spaß, auf das Resultat zu warten!

Auch die Schwangerschaft der Mutter ist bemerkenswert: Das Kind war schon im Uterus sehr aktiv.

Die unruhigen Beine der Mutter in der Schwangerschaft sind sehr charakteristisch.

RUBRIK

EXTREMITÄTEN; RUHELOSIGKEIT; Unterschenkel; abends (16): alum., ange-s., **Ars**., calc., carb-v., **Caust**., kali-c., **Lyc.**, **Merc**., nat-c., **Nat-m**., **Plat**., **Sep.,** stann., **TARENT., ZINC.**

Tarentula hispanica ist eines von zwei Hauptmitteln in dieser Rubrik.

Verschreibung: Tarentula hispanica 1M, Einmalgabe

Zwei Tage später erhielt ich eine Mail von den Eltern, in der es im Wesentlichen darum ging, dass das Mädchen eine Stunde nach der Mittelgabe ungeheuer aufgeregt wurde und dann 45 Minuten lang in einem regelrechten Energieausbruch durchs ganze Haus rannte. Sie war auch ungezogen, kletterte und schlug ihren Bruder mehr als üblich. Dann wurde sie sehr unruhig und erlebte die schlimmste schlaflose Nacht ihres Lebens. Zusammenfassend schrieben die Eltern in der Mail: „Ist etwa davon auszugehen, dass ein Mittel zunächst die schlimmsten Symptome hervorruft, bevor eine Besserung eintritt?" Natürlich rief ich sie sofort an, um ihnen zu bestätigen, dass wahrscheinlich alles in Ordnung sei und sie hoffentlich bald eine große Besserung erleben würden. In der Tat schlief das Kind von der folgenden Nacht an äußerst gut, und das blieb auch so. Die Kleine brauchte nur eine Wiederholungsgabe der 1M nach etwa sechs Wochen und noch einmal zwei Gaben der 10M im Verlauf der nächsten Monate. Es ging ihr weiterhin sehr gut.

Dieser Fall zeigt ganz klar, welch wichtige Rolle der Zustand der Mutter in der Schwangerschaft bei der Behandlung von Säuglingen und Kleinkindern spielt. Die Symptome, die die Mutter im letzten Teil der Schwangerschaft entwickelte, waren Tarentula-Symptome. Wenn die Lebenskraft des Fetus ausreichend stark gestört ist, kann sie die Lebenskraft der Mutter überschatten und durch ihren Körper das Mittelbild des Fetus sichtbar machen. Aus diesem Grund können Schwangerschaftssymptome der Mutter, die nicht ihrem eigenen üblichen Zustand entsprechen, sehr hilfreich sein, um den Fall des Kindes besser zu verstehen.

FALL 3

Junge, 7 J.
Hauptbeschwerde: ADHS

Im Fragebogen schreibt die Mutter:

Er ist äußerst impulsiv, er denkt nie über die Folgen seiner Handlungen nach. Im Vergleich zu seinen Altersgenossen mangelt es ihm total an Selbstkontrolle. Ständig zappelt er und fummelt an kleinen Gegenständen herum. Er kann nicht still auf einem Stuhl sitzen.

Er handelt unangemessen, springt auf Gegenstände und verhält sich aggressiv gegenüber anderen. Er hüpft wortwörtlich auf und ab. Er redet pausenlos, ruft laut, unterbricht andere und kann nicht warten, bis er dran ist. Nie bringt er eine Aufgabe zu Ende.

Er ist ein lebhaftes, fast schon exaltiertes und einnehmendes Kind. Besonders wichtig ist ihm die Aufmerksamkeit der Erwachsenen, die er auch immer einfordert.

Wenn er merkt, dass wir seine Geschwister ärgern, regt er sich furchtbar auf, zum Beispiel wenn wir sie necken oder ihnen Splitter entfernen oder ihnen eine Arznei verabreichen.

Er zeigt extreme Gefühlsschwankungen mit Wutanfällen und Tränen, äußert aber auch demonstrativ seine Zuneigung. Er ist sehr rechthaberisch, möchte nach seinen eigenen Regeln spielen und erträgt es nicht zu verlieren. Aber er ist auch sehr sensibel, und wenn er merkt, dass man ihn auslacht, bringt ihn das enorm auf. Er ist sehr freundlich. (Der Patient sagt: „Bin ich nicht!")

Er ist ständig beschäftigt. Er sammelt gern, sogar Müll, und seine Freunde bringen ihm ihr Gerümpel. Er möchte die ganze Zeit etwas mit seinen Fingern tun. (Der Patient sagt: „Ich werde immer so hibbelig. Dann muss ich umherrennen und hüpfen. Ich bin wie ein Vulkan." Dabei kippelt er mit dem Stuhl.)

Er kann sehr gut zeichnen und entwerfen. Er zeichnet gern große Häuser.

Der Patient sagt:

Ich erfinde gern etwas. Ich zeichne gern Häuser mit großen Türen, damit die Bösewichter draußen bleiben. Die Bösewichter haben viele Schlüssel, aber nicht den richtigen, mit dem sie reinkommen. Sie verschwenden nur ihre Zeit. Bis sie den richtigen Schlüssel gefunden haben, werden sie schon geschnappt.

Eine andere Erfindung ist ein Bösewicht, der so dahinwandert, und dann stürzt er durch eine Falltür und schlittert auf einer Rutsche im Kreis, bis ihm ganz schwindelig ist, und am Ende plumpst er in ein Schwimmbecken mit Haien.

Eine andere Erfindung ist ein Baumhaus. Der Bösewicht muss die Leiter hochklettern, dann stürzt er durch eine Falltür, wo er mit Benzin besprüht wird, und dann wird er mit einem Streichholz angezündet und explodiert! Wenn es ein Guter ist, bleibt die Falltür zu, und ihm passiert nichts. Es gibt eine Spionagekamera, mit der man die Guten von den Bösen unterscheiden kann. Im Baumhaus kann man zwei oder drei Wochen bleiben, weil dort ein Kühlschrank mit Essen oder Orangen oder Früchten steht. Im Baum steckt ein Haken, an dem man Sachen hochziehen kann.

Sein Lieblingsspiel ist das Leiterspiel.

A: Wovor hast du Angst?

P: Ich habe Angst vor Dinosauriern, und ich würde mich vor einer großen Tarantel fürchten! Mein Lieblingstier ist wahrscheinlich der Leopard.

Fallanalyse

SPINNENTHEMEN

Impulsivität
springen
auf und ab hüpfen
empfindlich gegen Neckereien und Schmerzen bei anderen
Rastlosigkeit
muss ständig seine Finger beschäftigen
hibbelig
verlangt Aufmerksamkeit
Der Junge hat kreative und geniale Ideen, wie sie für ein Spinnenkind ganz typisch sind:
raffinierte Fallen
lange warten
Nahrungsspeicher
Spionage

Welche Spinne ist es? Es tauchen mehrere Merkmale auf, die nicht allen Spinnen gemeinsam sind.

RUBRIKEN

GEIST, GEMÜT; EXZENTRIZITÄT, Überspanntheit (67)
GEIST, GEMÜT; WIDERSPENSTIG (106)
Er streitet mit seiner Mutter über Belanglosigkeiten.

In beiden Rubriken ist Tarentula enthalten. Meine Wahl fiel auf dieses Mittel, weil er das typische Verhalten eines Tarentula-Kindes zeigt: rastlos, springt, verspielt, will beachtet werden, impulsiv. Es gibt keine starke Indikation für ein anderes Spinnenmittel. Eine seiner genialen Listen, um mit „Bösewichtern“ fertig zu werden, ist eine Falltür. Hätte ich ihm also eine Falltürspinne geben sollen, von denen es mehrere Familien gibt? Nein, denn die Falltür der Falltürspinnen ist eigentlich keine Falle. Es ist ein getarnter Deckel über der Wohnröhre der Spinne, mit dessen Hilfe sie ihre Anwesenheit verbirgt, bis ein Beutetier nahe genug herankommt, dass sie es anspringen kann. Das Opfer stürzt nicht durch die Falltür, wie es der raffinierte Entwurf des Patienten vorsieht. Daher ist dieser Teil seiner Fantasien keine Signatur für eine Falltürspinne.

Verschreibung: Tarentula hispanica C200, Einmalgabe

Follow-up nach zwei Wochen

M: Fantastisch! Die Impulsivität hat enorm nachgelassen, und er ist nicht mehr aggressiv.

A: Ist Ihnen direkt nach der Mittelgabe etwas Besonders aufgefallen?

M: Am vierten oder fünften Tag danach hatte er schlimme Kopfschmerzen und Fieber, und danach setzte dann die Besserung ein.

Im Verlauf der folgenden drei Monate bekam er mehrere Wiederholungsgaben der C200.

Follow-up nach drei Monaten

M: Sein Verhalten war sehr gut. Es hat sich um 90 Prozent gebessert. Aber er hat wunde Stellen an den Gelenken bekommen. So etwas hatte er noch nie.

Bei der Untersuchung fand ich dunkle, verkrustete Ausschläge an seinen Knien, Ellbogen und Sprunggelenken. Sie waren ziemlich großflächig und sezernierten leicht. Er hatte sie aufgekratzt. Was sollte ich tun? Seelisch ging es dem Patienten um 90 Prozent besser. Aber er hat diese Ausschläge bekommen. So etwas hatte er noch nie. Ich sprach lange mit der Mutter über den Heilverlauf. Glücklicherweise erwies sie sich als intelligent und sensibel genug, um zu verstehen, dass es am besten für uns wäre, abzuwarten. Wir unternahmen nichts, und im Verlauf von mehreren Wochen gingen die Ausschläge nach und nach zurück, angefangen mit den Ellbogen, gefolgt von den Knien und schließlich an den Sprunggelenken. Danach blieb das Verhalten des Jungen weiterhin gut. Seine

Lehrer sind sehr angetan von seinen schulischen Fortschritten und dem enorm gebesserten Verhalten.

Nach sechs Monaten war eine Potenzsteigerung zur 1M nötig.
Er blieb zwei Jahre lang bei mir in Behandlung. Seine Eltern waren entzückt über seine Fortschritte und beendeten die Behandlung nach zwei Jahren.

FALL 4

Mann, 32 J.
Hauptbeschwerde: Unwillkürliche Bewegungen und Laute

P: Ich bekomme Zuckungen in Armen und Kopf. Im Hals mache ich Geräusche. Wann das angefangen hat, weiß ich nicht mehr, aber letztes Jahr ist es schlimmer geworden.
Manchmal schlage ich mit der Hand gegen den Oberschenkel. Ich weiß gar nicht richtig, ob das absichtlich geschieht oder nicht. Das wird schlimmer, wenn ich aufgedreht bin, es eilig habe oder spät dran bin oder wenn alles nicht richtig läuft. Meine Arme zucken dann einfach, und ich kann nichts dagegen tun. Mein Kopf ruckt die ganze Zeit.

Später im Fallgespräch beschreibt er sich selbst:

P: Ich bin sehr wetterwendisch, entweder himmelhoch jauchzend oder zu Tode betrübt. Wenn alles gut läuft, geht es auch mir richtig gut.
Ich fahre gern schnell mit schnellen Autos. Je schneller ich fahre, umso entspannter bin ich. Ich habe keine Angst vor Geschwindigkeit.
Ich gehe gern aus, ich mache andere gern glücklich, ich bringe andere gern zum Lachen.

A: Wie sieht das aus, wenn Sie himmelhoch jauchzend sind?

P: Dann könnte ich Bäume ausreißen – das ist fantastisch, toll, wirklich herrlich. Mein Körper prickelt, meine Hände, Arme, Finger, besonders die Fingerspitzen.

A: Erzählen Sie ein bisschen mehr darüber, wie Sie die Leute zum Lachen bringen.

P: Ich mache mich über sie lustig, ich necke sie. Zum Beispiel habe ich das Auto meines Neffen mit Klopapier umwickelt, oder ich spicke den ganzen Garten meines Bruders mit Fähnchen.

Ich bin aktiv, ich muss mich bewegen, etwas tun: den Rasen mähen, Holz hacken.

Er ist in Begleitung seiner Frau gekommen, und die sagt über ihn:
Er arbeitet furchtbar viel, ein echter Workaholic. Es fällt ihm schwer, nein zu sagen, und das erschöpft ihn. Er setzt sich immer für andere ein, er hat ein goldenes Herz. Alle mögen ihn, obwohl sie gar nicht glauben können, wie viel Energie er hat. Er scheint Kinder anzuziehen, sie lieben ihn. Aber er ist ein richtiger Spaßvogel – er treibt es immer bis zum Äußersten oder sogar darüber hinaus.

Er kann ziemlich jähzornig werden, das kommt ganz plötzlich, doch dann ist er gleich wieder fröhlich.

Fallanalyse

SPINNENTHEMEN

krampfhafte Bewegungen
Verlangen nach Geschwindigkeit
Bewegungsdrang
Workaholic
bringt andere zum Lachen
neckt andere
kindische Streiche
treibt es bis zum Äußersten oder darüber hinaus
zieht die Aufmerksamkeit auf sich
Prickeln

Spezifische Symptome von Tarentula hispanica:
GEIST, GEMÜT; SCHLAGEN, schlägt; sich selbst (36). Tarentula ist das Hauptmittel, d.h. das einzige dreiwertige Mittel.
GEIST, GEMÜT; STIMMUNG, Laune, Gemütsverfassung; unbeständig, wechselhaft, schwankend; plötzlich (16)
KOPF; BEWEGUNG, Bewegungen; Bewegungen des Kopfes (objektive); unwillkürlich (50)
GEIST, GEMÜT; GEBÄRDEN, Gesten, macht; Handbewegungen, unwillkürliche (50)

Verschreibung: Tarentula hispanica 1M, Einmalgabe

Reaktion auf die Behandlung

Er sprach auf allen Ebenen äußerst gut auf das Mittel an. Die unwillkürlichen Bewegungen und Laute verschwanden vollständig. Er vertraute mir an, dass er sich nach der Behandlung um so vieles entspannter fühlte, dass er kein Bedürfnis mehr hatte, schnell zu fahren.

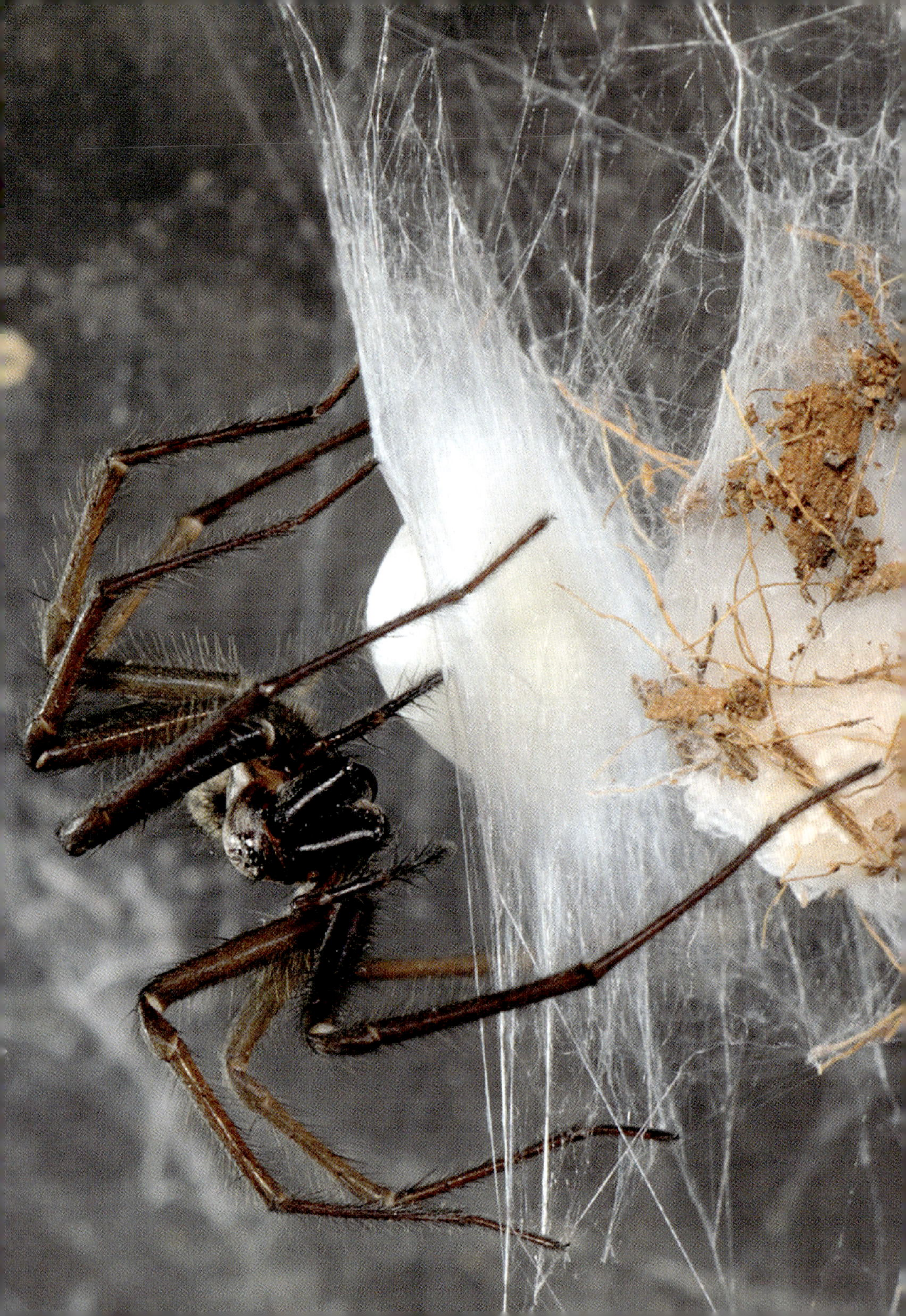

TEGENARIA ATRICA

Die Große Winkelspinne

ZENTRALE THEMEN

1. Verlangen nach Sicherheit und Schutz

RUBRIKEN

GEIST, GEMÜT; WAHNIDEEN, Illusionen; Haus; Dach wurde heruntergeweht (1)
GEIST, GEMÜT; ANGST; Haus oder Zimmer; bess. (2)
GEIST, GEMÜT; SICHERHEIT; Verlangen nach (2)
GEIST, GEMÜT; TRÄUME, Trauminhalte; Unterkunft, sucht (5)
GEIST, GEMÜT; HAUS; bess. (5)
GEIST, GEMÜT; HEIM, das Zuhause; nach Hause gehen, möchte (58)
GEIST, GEMÜT; FESTHALTEN oder gehalten werden, möchte sich; bess. (66)

2. Fühlt sich beobachtet und verfolgt

RUBRIKEN

GEIST, GEMÜT; TRÄUME, Trauminhalte; Verfolgung, von (2)
GEIST, GEMÜT; WAHNIDEEN, Illusionen; Feind; umgeben von Feinden (16)
GEIST, GEMÜT; WAHNIDEEN, Illusionen; beobachtet, sie wird (23)
GEIST, GEMÜT; WAHNIDEEN, Illusionen; Menschen; hinter ihm, jemand ist (29)
GEIST, GEMÜT; WAHNIDEEN, Illusionen; verfolgt wird, dass er (63)
GEIST, GEMÜT; ARGWÖHNISCH, misstrauisch (149)

3. Bedrohungsgefühl

RUBRIKEN

GEIST, GEMÜT; WAHNIDEEN, Illusionen; flüchtet (1)
GEIST, GEMÜT; TRÄUME, Trauminhalte; belästigt, wird (2)
GEIST, GEMÜT; TRÄUME, Trauminhalte; erstochen; Furcht, erstochen zu werden (3)
GEIST, GEMÜT; TRÄUME, Trauminhalte; Fliehen, vom (10)
GEIST, GEMÜT; TRÄUME, Trauminhalte; verwundet worden zu sein (15)
GEIST, GEMÜT; TRÄUME, Trauminhalte; ermordet, er wird (38)
GEIST, GEMÜT; FURCHT; Räubern, vor (41)
GEIST, GEMÜT; TRÄUME, Trauminhalte; Gewalt (45)
GEIST, GEMÜT; TRÄUME, Trauminhalte; verfolgt, wird (89)

4. Verlangen, sich und andere zu beschützen

RUBRIKEN

GEIST, GEMÜT; TRÄUME, Trauminhalte; rettet andere (6)
GEIST, GEMÜT; KÄMPFEN, Verlangen zu (49)
GEIST, GEMÜT; TÖTEN, Verlangen zu (71)

Prüfung

Günther Heck, Deutschland, 2001

Zoologische Merkmale von homöopathischem Interesse

Tegenaria atrica ist eine Spinne, die gern in menschlichen Behausungen lebt. Diese Tendenz trat in der Prüfung im Verlangen nach Schutz und in der Besserung zu Hause deutlich zutage.

Die Winkelspinne baut ihr Trichternetz häufig in ungestörten Winkeln. Das Netz enthält keine Leimfäden, und wenn ein Tier sich darin verfängt, rennt die Spinne hin und zerkleinert es zu Brei.

Aus einem Eiersack schlüpfen mindestens 60 junge Spinnen. In diesem Stadium zeigen sie ein subsoziales Verhalten, was für Spinnen ungewöhnlich ist: Sie bleiben einen Monat lang zusammen. Kannibalismus tritt auf, wenn zu wenig andere Nahrung verfügbar ist.

Tegenaria atrica hat Angst vor Menschen und läuft weg, wenn ihr ein Mensch zu nahe kommt.

Miasma: Das ausgeprägte Verfolgungsgefühl weist darauf hin, dass das Mittel zum Malaria-Miasma gehören könnte. Dem liegt das Gefühl zu Grunde, schwach und benachteiligt zu sein, mit dem Drang, vor der Gefahr zu fliehen.

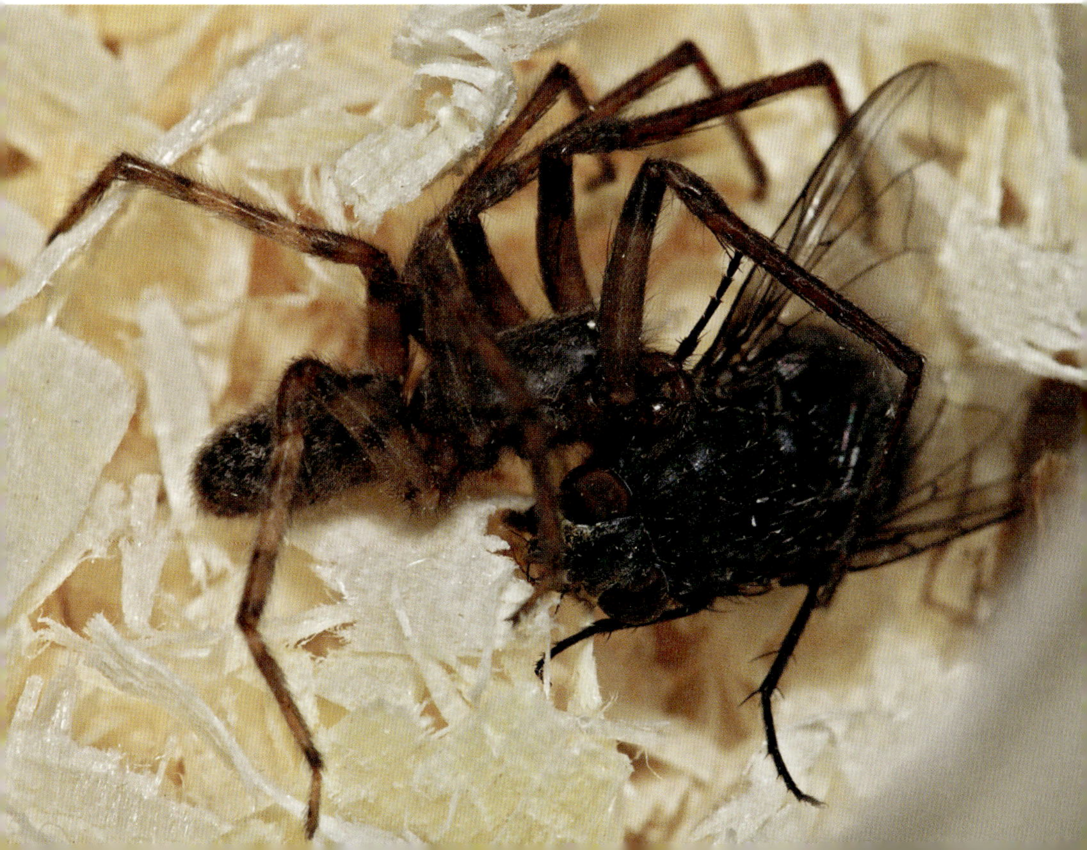

FALL 1

Frau, 53 J.
Hauptbeschwerde: Depression

P: Ich bin müde. Ich habe so viel zu tun. Ich muss eine neue osteopathische Praxis einrichten, weil ich aus der alten Partnerschaft ausgestiegen bin. All das hat mich sehr erschöpft und entmutigt und dazu geführt, dass ich nicht mehr esse – jetzt wiege ich weniger als 51 Kilo und lebe nur noch von nervöser Energie. Ich bin wirklich erschöpft. Ich arbeite bis spät in die Nacht. Ich wundere mich, dass ich immer noch weitermache. Am liebsten würde ich Winterschlaf halten.

A: Was ist das Schlimmste daran?

P: Wenn ich mit meinen Partnern aus der alten Praxis zu tun habe.

A: Erzählen Sie mehr darüber.

P: Ich mag sie nicht, ich respektiere sie nicht, sie gehen mir auf die Nerven und ich möchte am liebsten gar nichts mehr mit ihnen zu tun haben, doch ich muss immer noch mit ihnen über meinen Ausstieg verhandeln. Ich habe das Gefühl, in der Falle zu sitzen, denn die sind clever, und ich muss mich sehr vor ihnen in Acht nehmen. Sie sind nicht nur clever, sondern auch hinterhältig. Ich habe das Gefühl, dass sie mich in die Enge treiben. (Sie bewegt ihre Hände von oben auf den Kopf zu.)

A: Erzählen Sie mehr über das Gefühl, in der Falle zu sitzen.

P: In dieser Partnerschaft fühlte ich mich von Anfang an überfahren. Als ich mich ihnen anschloss, hieß es: „Adieu Freiheit!" Und obwohl ich in meinem Beruf sehr viele Freiheiten habe, habe ich innerlich doch das Gefühl, in der Falle zu sitzen.

A: Erzählen Sie mehr über das Gefühl, in der Falle zu sitzen.

P: Ich bin immer auf der Hut. Ich denke: „Zeichnen die vielleicht meine Anrufe auf?" Die Trennung war so ein verfahrenes Ding, dass ich das

Gefühl habe, sie warten nur darauf, mir ein Bein zu stellen. Ein ständiges Gefühl ... nicht gerade auf die Folter gespannt zu werden, aber ein sehr unbehagliches Gefühl. Ich mag es gar nicht, in ständiger Alarmbereitschaft zu sein.

A: Erzählen Sie mehr darüber.

P: Das Gefühl, beobachtet oder abgehört zu werden, dass ich mich nicht auf dem falschen Fuß erwischen lassen darf.

A: Erzählen Sie mehr über das Gefühl, beobachtet zu werden.

P: So, als ob ständig jemand hinter mir steht, und zwar jemand, den ich nicht in meiner Nähe haben möchte. Diese Leute haben eine sehr negative Energie, ganz stark, das fühlt sich an, als sei ich umzingelt. (Sie wiederholt die Handbewegung von oben auf ihren Kopf zu.) Die respektieren meine Privatsphäre überhaupt nicht.

A: Erzählen Sie mehr darüber.

P: Ein Gefühl, als sei ich von allen Seiten umzingelt. Ich bin von einer Art Schwere umgeben. Nicht gerade erstickend, aber wie ein dunkler Umhang, der mich umgibt – als wäre ich ein Beutetier.

A: Erzählen Sie mehr über den dunklen Umhang, der Sie umgibt.

P: Etwas sehr Einschränkendes. Er hindert mich am Handeln.

A: Erzählen Sie mehr darüber.

P: Ich kann mich nicht bewegen – meine Hände oder meine Füße, obwohl ich atmen kann.

A: Beschreiben Sie das näher.

P: Ich kann mich nicht ausdrücken. Ich muss meine Hände dazu benutzen.

A: Beschreiben Sie das näher.

P: Es ist grauenvoll. Ich habe keine Angst, ich bin nur resigniert.

A: Beschreiben Sie dieses Gefühl noch einmal.

P: Es fühlt sich schwer an, sehr dunkel, als würden meine Glieder niedergezogen.

A: Beschreiben Sie das Gefühl, in die Enge getrieben zu werden.

P: Wie ein Kaninchen im Scheinwerferlicht. Ich habe keine Ahnung, was ihr nächster Schritt sein wird. Ich bin immer viel zu verängstigt, um etwas zu tun. Ich bin eingeschränkt. Ich müsste auch etwas Hinterhältiges tun, aber so bin ich gar nicht.

A: Erzählen Sie mehr darüber.

P: Ich darf nicht offen sein. Ich weiß, dass sie mich ausnutzen werden. Ich muss ihre Denkweise übernehmen und sie mit ihren eigenen Waffen schlagen, aber ich bin nun mal ein offener Mensch. Jedes Mal, wenn wir telefonieren oder über etwas Rechtliches verhandeln, merke ich, wie ich aufpasse, was ich sage. Ich habe das Gefühl, dass sie unsere Gespräche auf Band aufnehmen. Ich glaube, sie kaufen ihre Ausrüstung in Spionageläden.

A: Beschreiben Sie das Gefühl, eingeschränkt zu sein und sich nicht bewegen zu können.

P: Es ist, als wäre man von einem Meerestier eingehüllt – es ist glatt, ein Krake, der einen fest umarmt. Das ist gruselig!

A: Haben Sie sonst noch Probleme?

P: Zwei Monate lang hatte ich immer wieder mal eine Halsentzündung. Es kratzt im Hals, und das schränkt mich ein, weil ich nicht singen kann, was ich sehr gern tue.

A: Erzählen Sie mehr darüber.

P: Es ist eine große Einschränkung.

A: Beschreiben Sie das genauer.

P: Es ist kein Würgen – es ist wie ein großer Klumpen auf beiden Seiten.

A: Erzählen Sie mehr darüber, beobachtet zu werden.

P: Es ist überall – so groß ist die Paranoia, dass ich sogar schon denke: „Ist etwas in meinem Auto installiert?"

A: Könnten Sie bitte einmal Ihre Wesensart beschreiben?

P: Ich bin ein fröhlicher Mensch. Die Leute sind gern mit mir zusammen und schätzen meine Freundschaft. Ich bin sehr aktiv und treibe gern Sport. Besonders gern laufe ich. Ich liebe Musik.

A: Haben Sie irgendwelche Träume oder Ängste?

P: Als Kind fürchtete ich mich ungeheuer davor, im Dunklen allein zu sein. Ich hatte dann immer das Gefühl, jemand käme ins Haus. Das hat mir große Angst gemacht, und als ich älter wurde, wollte ich meinen Bruder beschützen. Ich habe auch eine Spinnenphobie. Als Kind war diese Furcht übermächtig.

Fallanalyse

THEMEN DES TIERREICHS

Wir finden hier ein sehr starkes Opfer-Täter-Thema. Sie sagt sogar, sie sei wie ein Beutetier.

SPINNENTHEMEN

nicht essen
Wunsch, Winterschlaf zu halten
Spionage
Die sind clever.
Sie treiben mich in die Enge.
Ich bin immer auf der Hut.
Sie sind hinterhältig.
Sie warten darauf, mir ein Bein zu stellen.
in ständiger Alarmbereitschaft
Ich werde nicht auf die Folter gespannt.
Jemand steht hinter mir.
ein dunkler Umhang, der mich umgibt
Ich kann mich nicht bewegen.
Ich kann meine Hände und Füße nicht bewegen, aber ich kann atmen.
Ich werde eingeschränkt.
sie mit ihren eigenen Waffen schlagen
Sie werden mich ausnutzen.
Etwas Gruseliges umarmt mich fest.
übermächtige Angst vor Spinnen

Dieser Fall weist ganz charakteristische Spinnenthemen auf:
das Thema der Spionage
sie mit ihren eigenen Waffen schlagen, d.h. den Spieß umdrehen
Wachsamkeit, Gefahr, in Alarmbereitschaft sein
ein Gefühl der Einschränkung, sich nicht bewegen können und das Thema des Erstickens
das Gefühl, überall von Gefahren umgeben zu sein
Betonung von Cleverness und einem „nicht offenen" Verhalten

Was also fehlt noch, was uns zur konkreten Spinnenart führen kann?
Der ungewöhnlichste Aspekt dieses Falls ist das Gefühl, beobachtet und ausspioniert zu werden.

RUBRIKEN
GEIST, GEMÜT; WAHNIDEEN, Illusionen; beobachtet, sie wird (23) GEIST, GEMÜT; WAHNIDEEN, Illusionen; Feind; umgeben von Feinden (16)
GEIST, GEMÜT; WAHNIDEEN, Illusionen; verfolgt wird, dass er (63)

Tegenaria atrica steht in allen drei Rubriken.

Verschreibung: Tegenaria atrica 1M, Einmalgabe

Dieses Mittel hat Angst vor Einbrechern. Interessant ist, dass sie ihren Bruder beschützen wollte, denn das ist ebenfalls ein Thema dieses Mittels: der Drang, sich um andere zu kümmern und insbesondere, sie zu retten.

RUBRIK
GEIST, GEMÜT; TRÄUME, Trauminhalte; rettet andere (6)

Weitere interessante Rubriken dieses Mittels in Bezug auf ihren Fall:
GEIST, GEMÜT; FURCHT; gebunden, angebunden zu werden (1)
GEIST, GEMÜT; FURCHT; ersticken zu (3)
Als sie über ihre Halsentzündungen sprach, sagte sie: „Es ist kein Würgen."

Follow-up nach drei Wochen

P: Es geht mir enorm besser. Zwei Tage nach der Einnahme war es, als würde sich eine Wolke lichten, und ich konnte alles in den richtigen Verhältnissen sehen. Ich bin jetzt nicht mehr so paranoid. Aber ich esse immer noch nicht. Ich lebe von Flüssignahrung. Das geht, aber sobald ich etwas Festes essen soll, quäle ich mich. Ich bin dann auch satt, und je weniger man isst, umso weniger braucht man zu essen.

Weitere Fallanalyse

SPINNENTHEMEN

Verlangen nach flüssiger Nahrung, Abneigung gegen feste Speisen
Sättigungsgefühl

Verschreibung: Tegenaria atrica 1M, einmal alle zwei Wochen

Follow-up nach neun Wochen

P: Es geht mir viel besser. Ich habe wieder Energie und esse auch wieder. Ich bekomme die rechtlichen Verfahren für die Auflösung der Praxis jetzt geregelt, und alles geht vorwärts. Das ist gut, weil ich nicht mehr herumsitzen und warten muss. Ich habe jahrelang an einem Ausweg getüftelt, und jetzt habe ich ihn gefunden und kann weitermachen.

SPINNENTHEMEN

an etwas tüfteln
einen Ausweg finden
Ich muss nicht mehr herumsitzen und warten.

Über die nächsten zwei Jahre ging es der Patientin weiterhin gut und sie brauchte keine weitere Mittelgabe.

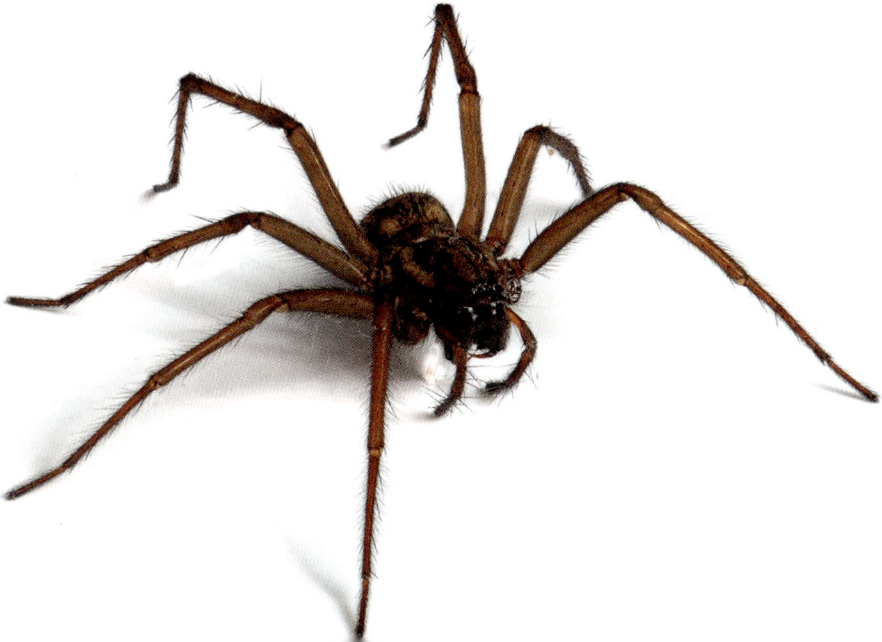

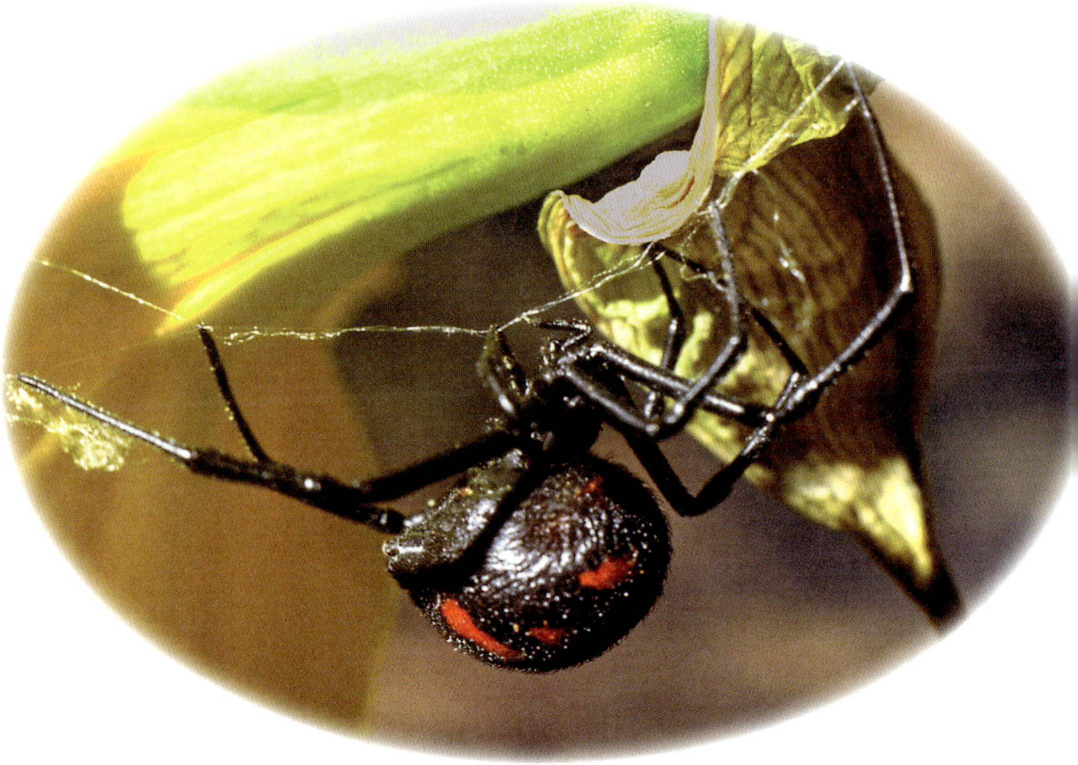

THERIDION CURASSAVICUM

Die Orangenspinne

ZENTRALE THEMEN

1. Rastlosigkeit

RUBRIKEN

GEIST, GEMÜT; GESCHWÄTZIGKEIT, Redseligkeit; geschäftig (2)
GEIST, GEMÜT; GESCHÄFTIG, rege; ergebnislos (24)
GEIST, GEMÜT; ZEIT; vergeht zu schnell, erscheint kürzer (69)

Bei den Spinnenmitteln kommt Theridion in Bezug auf Rastlosigkeit gleich nach Tarentula hispanica.

2. Identitätsverlust

Das Spinnenthema, überwacht zu werden, äußert sich bei diesem Mittel in spezifischer Form. Diese Menschen können sich in einem solch hohen Grad von anderen kontrollieren lassen, dass es scheint, als hätte sich ihre Identität in der der anderen Person aufgelöst. Sie haben das Gefühl, nicht mehr ihr eigenes Leben zu leben, sondern es durch die Augen und die Seele eines anderen zu leben. Das Spinnenthema der Dominanz eines Partners zeigt sich in diesem Mittel also besonders ausgeprägt.

RUBRIKEN

GEIST, GEMÜT; VERWIRRUNG, geistige; Persönlichkeit, bezüglich der eigenen
GEIST, GEMÜT; WAHNIDEEN, Illusionen; Kopf; gehört einer anderen Person (6)
GEIST, GEMÜT; WAHNIDEEN, Illusionen; kopflos, wie (8)
GEIST, GEMÜT; WAHNIDEEN, Illusionen; Kopf; abgetrennt vom Körper (20)

3. Überempfindlich gegen Geräusche

Die Empfindlichkeit der Spinnen gegen Schwingungen, insbesondere in Form von Tönen, ist bei Theridion bis zum Äußersten getrieben. Diese Menschen sind so geräuschempfindlich, dass sie körperliche Beschwerden davon bekommen, wie Übelkeit, Schwindel, Schmerzen oder Frostschauer.
Geräusche scheinen den Körper zu durchdringen.
Die Überempfindlichkeit betrifft vor allem schrille Töne sowie Uhrenticken, Glockenläuten und das Rascheln von Papier.
Überempfindliches Nervensystem.

RUBRIKEN

FROST; GERÄUSCH, Lärm, durch (2)
SCHWINDEL; GERÄUSCH, Lärm, durch (5)
MAGEN; ÜBELKEIT; Geräusch, Lärm, durch (6)
GEIST, GEMÜT; EMPFINDLICH, überempfindlich; Geräusche, gegen; schrille Töne (14)
GEIST, GEMÜT; EMPFINDLICH, überempfindlich; Geräusche, gegen; schmerzhafte Empfindlichkeit (15)
GEIST, GEMÜT; EMPFINDLICH, überempfindlich; Geräusche, gegen; durchdringende (15)
GEIST, GEMÜT; EMPFINDLICH, überempfindlich; Geräusche, gegen; geringstes Geräusch, gegen (45)

4. Hysterie

RUBRIKEN

GEIST, GEMÜT; VERTRAUEN; Mangel an Selbstvertrauen; Hysterie, bei (2)
GEIST, GEMÜT; HYSTERIE; hinlegen, muss sich (3)
GEIST, GEMÜT; ANGST; hysterisch (3)

GEIST, GEMÜT; HYSTERIE; Pubertät, in der (4)
GEIST, GEMÜT; HYSTERIE; Klimakterium, im (8)

Hysterie findet sich bei vielen Spinnenmitteln, besonders aber bei Theridion und Tarentula. Sie erinnert an die „Hysterie", die viele Spinnenphobiker entwickeln, wenn sie auf das Objekt ihrer Phobie treffen.

5. Schlimmer in Zeiten von Hormonumstellungen

Beschwerden in Schwangerschaft, Menopause und Pubertät

6. Allgemeines

Verlangen nach Orangen und Bananen
Schwindel als Begleitsymptom
Causa: Geräusche, Seereisen, Reiten, Wäschewaschen, Sonnenstich

7. Tuberkulose-Miasma

Theridion wird in höchster Wertigkeit unter Tuberkulose aufgeführt.
Die hektische Aktivität und das Gefühl, zu wenig Zeit zu haben, bestätigen dieses Miasma.

Prüfung

Constantin Hering, 1832

Zoologische Merkmale von homöopathischem Interesse

Die Nomenklatur ist irreführend. Diese Spinne ist auch unter dem Namen Latrodectus curacaviensis bekannt und gehört eigentlich zur Gattung der Schwarzen Witwen (Latrodectus). Es ist eine kleine Spinne, die auf den Karibischen Inseln heimisch ist und häufig auf Orangenbäumen gefunden wird. Für Menschen ist sie giftig.

FALL 1

Frau, 44 J.
Hauptbeschwerde: Angststörung

Diese Patientin wurde von ihrem Allgemeinarzt überwiesen. Ihr Hauptproblem war eine Angststörung, doch sie klagte auch über Adipositas, Stimmungsschwankungen und Verdauungsstörungen.

P: Ich bin sehr kurzatmig und fühle mich müde und lethargisch. Vor der Periode schwellen meine Brüste an, und mein linker Arm ist ganz taub.

(Sie war bei mehreren Neurologen und in zwei Krankenhäusern wegen ihrer Brustbeschwerden und der Gefühllosigkeit in Fingern und Händen. Es wurde eine MRT durchgeführt, die jedoch abgebrochen werden musste, weil die Frau klaustrophobisch reagierte.)

P: Ich habe schlimmes Sodbrennen. Ich werde sehr nervös, ich habe schlimme Stimmungsschwankungen – auf einmal bin ich furchtbar deprimiert und denke, keiner will mich, ich bin nutzlos. Manchmal ergreift mich eine Art Besessenheit, dann kann ich mein Strickzeug oder mein Buch einfach nicht weglegen. Meine Mutter war besessen; sie konnte mich zwanzig Mal am Tag anrufen. Ich hab mich hingesetzt und 500 Teddys gestrickt – ich musste sie einfach stricken! Ich habe es für wohltätige Zwecke gemacht, um Geld zu beschaffen. Wenn ich putze, habe ich bestimmte Zwänge; zum Beispiel nehme ich alle Bücher aus dem Regal, wenn ich Staub wische, und wenn ich das so nicht tun kann, dann tue ich es gar nicht. Ich wasche die ganze Zeit Wäsche; wenn zum Beispiel meine Tochter oder mein Sohn ein Hemd nur eine Stunde lang getragen hat, dann muss ich es waschen. Es fällt mir schwer, die Hände ruhig zu halten. Ich lese unheimlich viel, anders kann ich nicht schlafen. Ich lese das Buch bis zum Ende, manchmal die ganze Nacht durch, und wenn ich dann das Licht lösche, um zu schlafen, drehe ich es nach fünf Minuten schon wieder an und fange wieder an zu lesen. Das passiert sogar, wenn ich das Buch schon zum fünften Mal lese. Ich lese sogar Bücher, die ich gar nicht mag, nur um etwas zum Lesen zu haben!

Acht Monate lang habe ich nur noch geweint. Ich habe zu viel geweint – sogar bei der Werbung im Fernsehen. Ich habe sogar geweint, als dem Koch bei einer Fernsehshow sein Essen verbrannt ist. Es tat mir so leid für ihn! In meiner Familie schätzen mich alle für mein Mitgefühl. Normalerweise weine ich aus Mitgefühl oder wegen Kleinigkeiten, aber manchmal weine ich auch völlig grundlos.

Ich weinte vier Stunden lang, als mein Sohn wegging, weil ich wusste, dass seine Hemden nun nicht gewaschen würden.

Ich bin glücklich, wenn ich etwas planen kann, mir Notizen machen – Erinnerungszettel und Pläne schreiben. Meine Familie hat mir deshalb bergeweise Notizbücher zu Weihnachten geschenkt, weil sie wussten, dass ich mich darüber freue. Wenn ich etwas plane, bin ich wirklich glücklich.

Ich habe wenig Selbstvertrauen. Ich glaube nicht, dass ich irgendetwas besonders gut kann.

Diese Frau schien sich sehr zu quälen und starke Angst zu haben. Ihr Gebaren hatte etwas Hysterisches. Sie machte den Eindruck eines Menschen, der kurz davor steht, die Kontrolle über sich zu verlieren.

Sie strickt sehr gern. Obgleich sie der Wohlfahrtseinrichtung angeboten hatte, 500 Teddys zur Geldbeschaffung zu stricken, sagte sie mir, in Wirklichkeit habe sie das nur getan, um stricken zu können. Sie kann täglich stundenlang stricken. Dabei geht es aber nicht darum, was sie strickt, sondern dass sie strickt. Dasselbe betrifft das Lesen. Es ist ihr egal, was sie liest, Hauptsache sie ist beschäftigt.

Sie beschreibt sich selbst als freundlich und sehr mitfühlend. „Ich würde mein letztes Hemd geben, wenn jemand es braucht." Ständig verschenkt sie etwas. Vor acht Jahren hatte sie eine unerwünschte Fünfzehnjährige bei sich aufgenommen und wie ihre eigene Tochter aufgezogen. Sie gibt zu, drei oder vier Jahre lang etwas besessen gewesen zu sein. Sie hat extreme Angst vor

Katzen; selbst ein katzenfellähnlicher Couchbezug oder die „Katzenaugen“ auf Straßenmarkierungen machen ihr Angst. Sie hat eine ausgeprägte Angst vor Aufzügen.

Sie ist eine warmblütige Person. Ihre Familie sagt, bei Vollmond werde sie immer nervös. Zwei Jahre lang hatte sie starke Schweißfüße – sie waren nicht warm, aber sie zog einen kalten Waschlappen über die Füße, um die Schweißbildung zu reduzieren.

Sie hat ein ungeheures Verlangen nach Kaffee; sie trinkt 20 – 30 Tassen täglich.

Kurzatmig wird sie, wenn sie auf dem Rücken liegt, bei heißem Wetter und in Anwesenheit von Katzen.
Sie schläft auf dem Bauch.

Als Kind träumte sie wiederholt von einem Kind, das in einem Fluss bei einem Haus ertrinkt, deshalb kommt ein Wohnort an einem Fluss für sie nicht infrage. Vor drei Jahren hatte sie eine hellsichtige Phase, die acht Monate lang anhielt.

Früher litt sie an Migräne. Sechs Jahre lang kam ihre Periode unregelmäßig; sie konnte zum Beispiel zweimal im Monat auftreten und dann wieder nur einmal in sechs Monaten. Vor drei Jahren hatte sie 18 Monate lang ganz ausgesetzt.

Die Gefühllosigkeit im linken Arm hält zwei oder drei Stunden lang an und geht dann in ein Kribbeln über, das schließlich verschwindet. Das ist drei Jahre lang wiederholt passiert. Gelegentlich ist auch der rechte Arm betroffen.

Fallanalyse

SPINNENTHEMEN

extremes Aktivitätsbedürfnis
rastlose Hände
stricken
Mitgefühl mit anderen
geringes Selbstwertgefühl
Träume vom Ertrinken
Taubheitsgefühle und Kribbeln

Gibt es sonst noch etwas in diesem Fall, was auf die spezifische Spinne hinweisen würde?

Was bei dieser Patientin am meisten ins Auge sticht, ist ihr Aktivitätsbedürfnis. Sie liest und strickt wie besessen, doch das Interessanteste daran ist das Fehlen einer bestimmten Absicht: Wichtig für sie ist nicht, was sie tut, sondern dass sie überhaupt etwas tut - selbst wenn sie dasselbe Buch, das sie noch nicht einmal mag, zum fünften Mal liest! Das ist ein pathologisches Verhalten und damit sehr eigentümlich.

Die Rubrik, die ihren Fall am genauesten erfasst, ist daher:
GEIST, GEMÜT; GESCHÄFTIG, rege; ergebnislos (28): absin., adax., **Apis**, **Arg-n**., ars., **Bar-c**., bor., cact., calc., canth., clad-r., cordy-a., germ., **Kali-bi**., kali-br., latex, **Lil-t**., lsd, melal-l., mobil-ph., onc-t., pass-d., **Sep**., stann., sulph., tarent., ther., verat.

Der nächste höchst eigentümliche Aspekt ihres Falls ist ihr Zwang, Wäsche zu waschen.
Unter „Allgemeines" gibt es folgende Rubrik:
ALLGEMEINES; WASCHEN; schl.; Wäsche waschen: Phos., Sep., Ther.

Das ist zwar nicht exakt ihr Symptom, doch die Übereinstimmung war groß genug, um mich zu überzeugen, dass ihr Mittel Theridion sein muss.
Man hätte problemlos weitere Rubriken heraussuchen können, wie z.B. Mitgefühl, Furcht vor Katzen, Verlangen nach Kaffee oder Vollmond verschlimmert.

Doch all diese Symptome verblassen angesichts der Eigentümlichkeit ihrer ergebnislosen Aktivität und ihres Zwangs, zu stricken und Wäsche zu waschen.

Verschreibung: Theridion 1M, Einmalgabe

Follow-up nach sechs Wochen

Am Abend nach der Mittelgabe hatte die Patientin Durchfall bekommen, was für sie sehr ungewöhnlich war. Das Sodbrennen hatte sich gebessert, nicht so ihre Kurzatmigkeit und ihr Energiemangel. Doch sie räumte ein, dass sich ihre Nervosität im vergangenen Monat gebessert habe, sie sei weniger depressiv und - wie sie es ausdrückte - weniger besessen: „Ich muss nicht mehr so viel lesen." Sie hat drei Kilo abgenommen.

Verschreibung: keine

Follow-up nach elf Wochen

Bis vor zehn Tagen war es ihr sehr gut gegangen. Die Nervosität und das Gefühl der Wertlosigkeit hatten sich sehr gebessert, waren aber zurückgekehrt, wenngleich es ihr nicht annähernd mehr so schlecht geht wie zu Beginn. Vor dem Rückfall hatten sich ihr Energiepegel und ihre Kurzatmigkeit deutlich gebessert. Seit einer Woche liest sie wieder viel mehr und wieder fast die ganze Nacht hindurch. Doch sie hat ganz aufgehört, zu nähen und zu stricken.

Verschreibung: Theridion 1M, Einmalgabe

Follow-up nach sechs Monaten

Es ist ihr sehr gut gegangen. Am Tag nach der Wiederholungsgabe war auf der linken Seite des Kopfes ein vier Zentimeter breiter Streifen grauen Haares aufgetaucht! Er war geblieben, doch als ihr Haar nachwuchs, kam wieder ihr normales Braun zum Vorschein.

Sieben bis zehn Tage nach der zweiten Gabe ging es ihr wieder viel besser.

Sie hat wieder Selbstvertrauen und ist fast wieder die Alte. Sie hat einen Job als Putzfrau für vier Stunden am Tag angenommen. Sie strickt wieder, aber nur drei

Wollknäuel pro Woche, und sie hat das Gefühl, das sei in Ordnung, und es macht ihr Spaß. Kaffee trinkt sie nur noch drei Tasse täglich. (Übrigens hatte sie seit Beginn der Behandlung noch mehrere Wochen lang sehr viel Kaffee getrunken, doch das schien die Reaktion auf das Mittel nicht nachteilig beeinflusst zu haben.)

Verschreibung: keine

Nach neun Monaten rief die Patientin an und sagte, in der vergangenen Woche sei es ihr wieder schlechter gegangen.

Verschreibung: Theridion 10M, Einmalgabe

Follow-up nach elf Monaten

Eine Woche nach der letzten Dosis hatte sich der Zustand der Patientin wieder gebessert. Wie üblich hatte sie nach der Gabe Durchfall bekommen.

Verschreibung: keine

Follow-up nach fünfzehn Monaten

Der Patientin geht es gut. Sie hat überhaupt keine Beschwerden mehr. Seit einiger Zeit hat sie gar nicht mehr gestrickt. Sie macht sich auch keine Notizen mehr. Mit ihren familiären Problemen und dem Stress kommt sie gut zurecht. Sie trinkt jetzt täglich zwei Tassen entkoffeinierten Kaffee. Sie ist beschwerdefrei.

Neun Monate später (zwei Jahre nach der Erstanamnese) ging es der Patientin weiterhin gut, und die Behandlung wurde beendet.

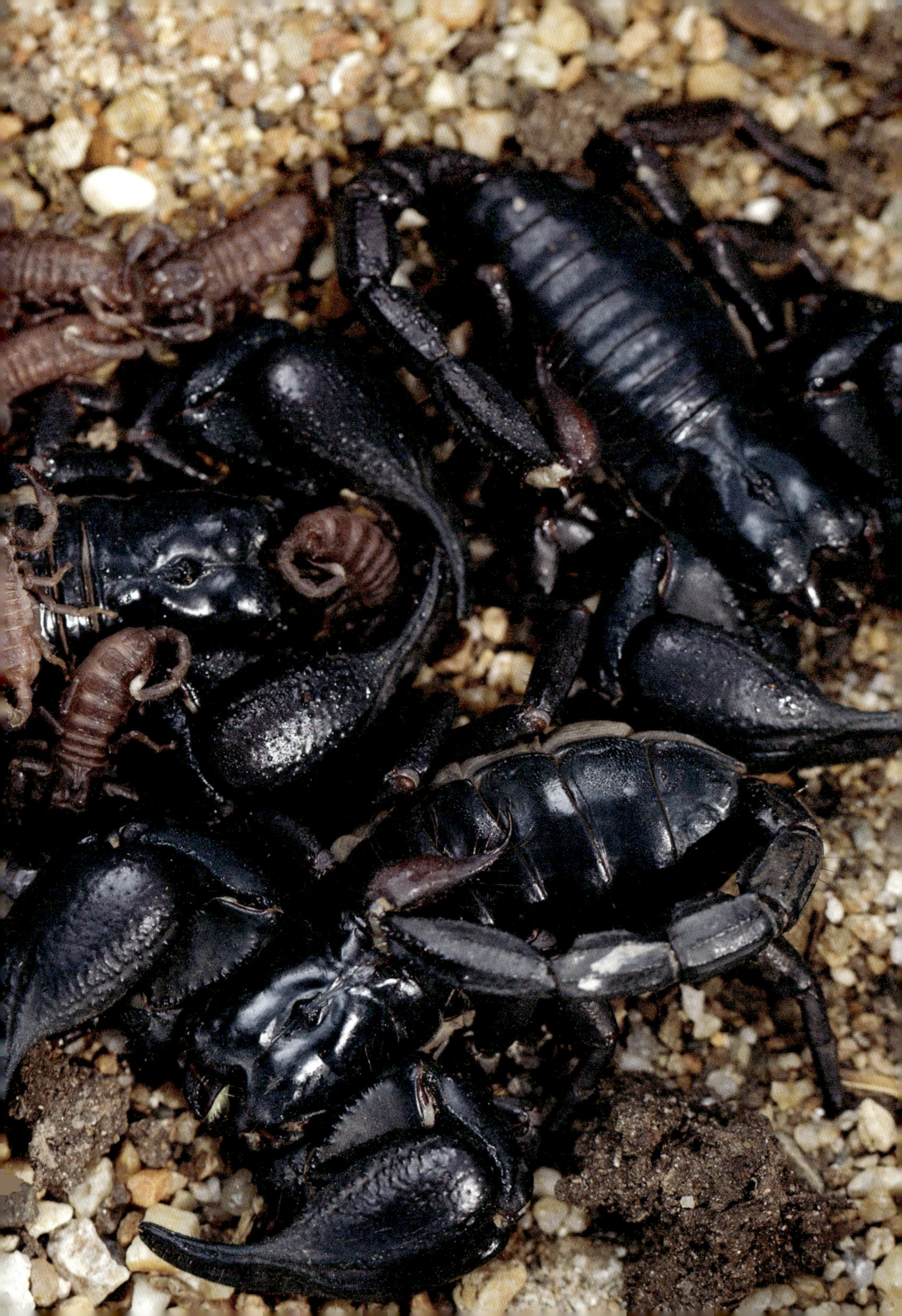

SKORPIONE

Die drei derzeit gebräuchlichen Skorpionmittel sind:
Androctonous amurreuxi hebraeus [Androc.]
Scorpio italicus/europaeus [Scorp.]
Buthus australis [Buth-aust.]

CHARAKTERISTIK DER SKORPIONE

Die Skorpionmittel haben mit den Spinnenmitteln viele Themen gemeinsam. Doch eine Suche im Repertorium nach allen Rubriken, die mindestens zwei Skorpionmittel enthalten, bringt mehrere Themen zutage, die für diese Ordnung der Spinnentiere spezifisch sind:

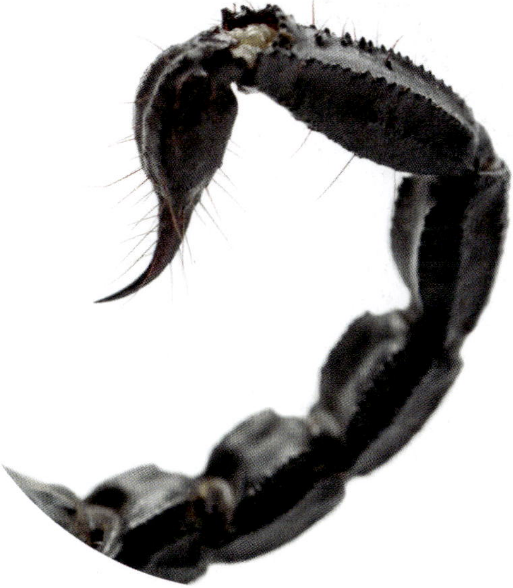

1. Stärke und Selbstvertrauen

RUBRIKEN

GEIST, GEMÜT; WAHNIDEEN, Illusionen; stark, er sei (12)
GEIST, GEMÜT; HERAUSFORDERND (43)
GEIST, GEMÜT; EGOISMUS (56)
GEIST, GEMÜT; BESTIMMTHEIT (62)

2. Aggressiv und destruktiv

RUBRIKEN

GEIST, GEMÜT; ZERBRECHEN, Drang, Dinge zu (31)

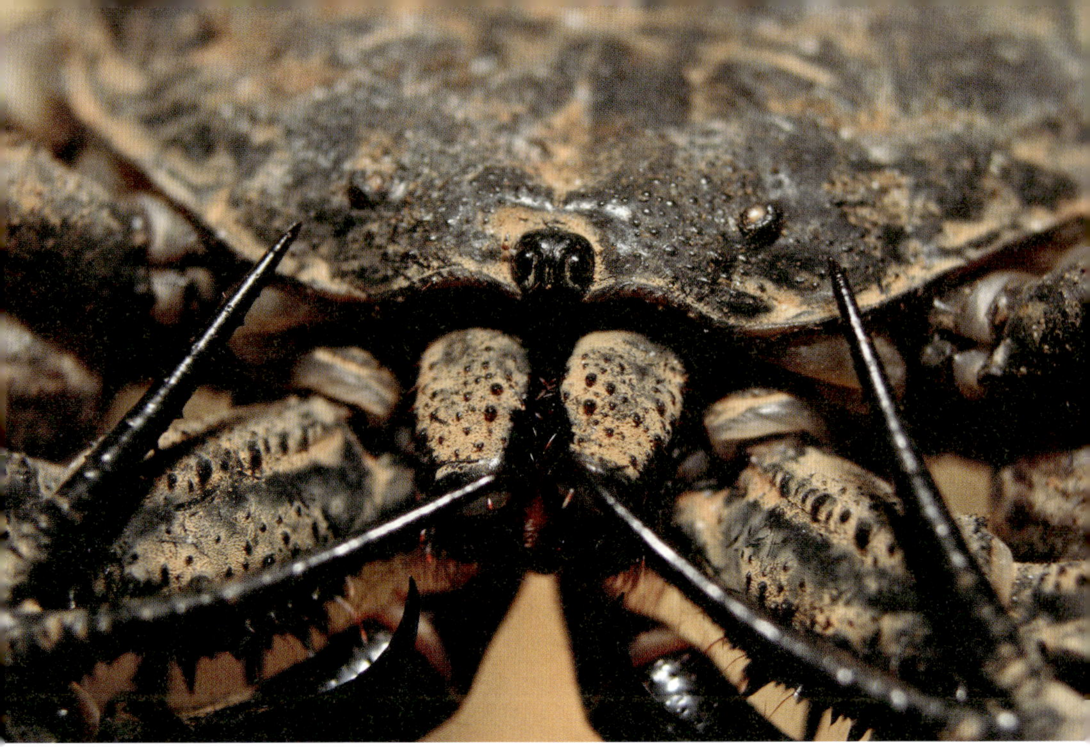

GEIST, GEMÜT; ZORN, Ärger; wirft Gegenstände fort (35)
GEIST, GEMÜT; KÄMPFEN, Verlangen zu (105)

3. Bindungslosigkeit und Isolation

Skorpione gehören zum Syphilis-Miasma oder stehen ihm nahe. Sie treiben das den Spinnentieren eigene Thema des Rückzugs und der Isolation bis zum Äußersten.

RUBRIKEN

GEIST, GEMÜT; WAHNIDEEN, Illusionen; getrennt; Welt, er sei von der (48)
GEIST, GEMÜT; LOSGELÖST, wie (52)

4. Schuld und Reue

Es können Schuldgefühle, Selbstvorwürfe und Gewissensbisse auftreten oder völlig fehlen oder aber untereinander abwechseln.

5. Hartherzigkeit

RUBRIKEN

GEIST, GEMÜT; BARSCHES Wesen (43)
GEIST, GEMÜT; GEFÜHLLOS, hartherzig (93)
GEIST, GEMÜT; BOSHAFT, heimtückisch (159)

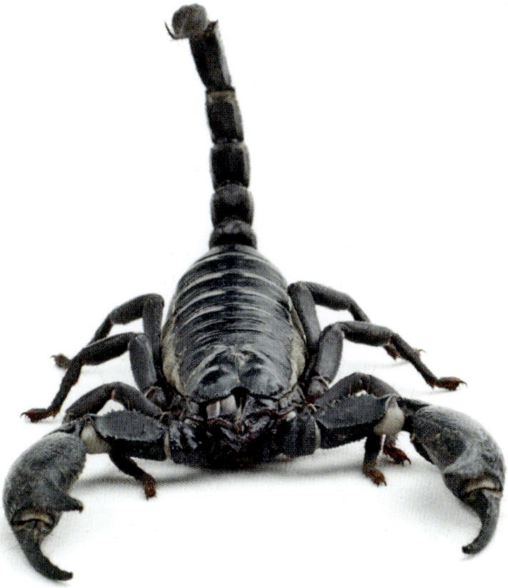

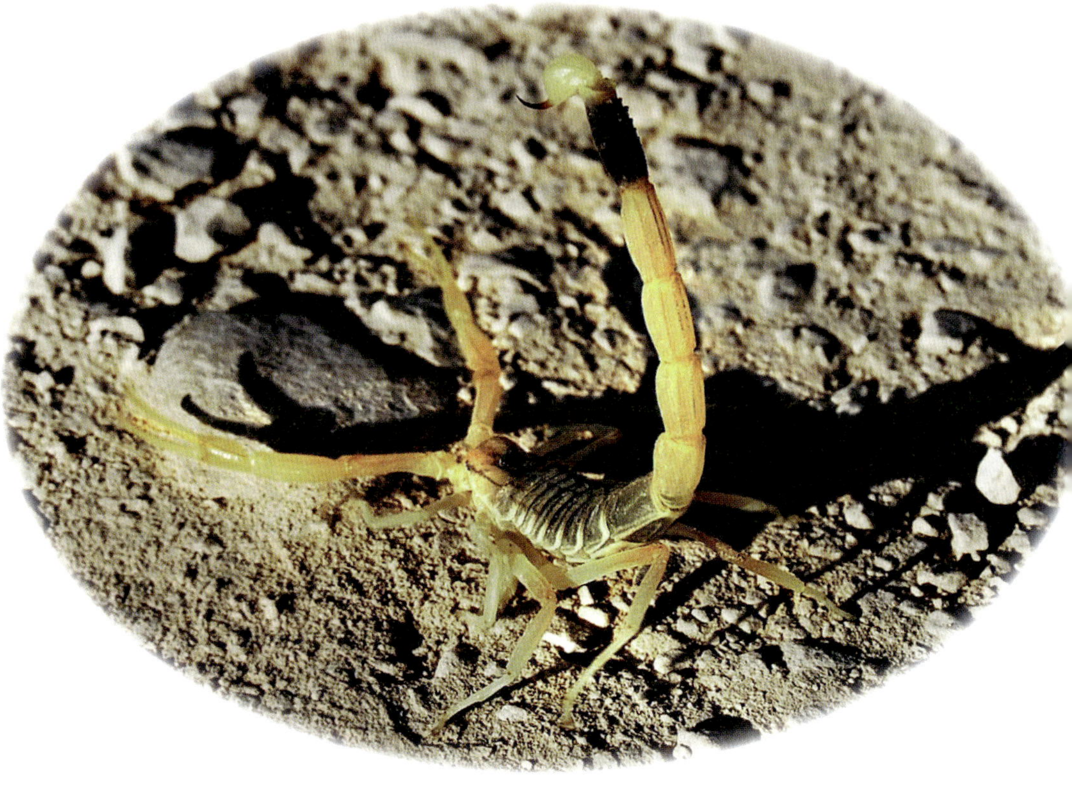

ANDROCTONUS AMURREUXI HEBRAEUS

Der Israelische Skorpion

ZENTRALE THEMEN

1. Entfremdung

RUBRIKEN

GEIST, GEMÜT; GESELLSCHAFT; Abneigung gegen; Land, möchte hinaus aufs, fort von den Menschen (10)
GEIST, GEMÜT; HEIM, das Zuhause; zu Hause bleiben, möchte (10)
GEIST, GEMÜT; WAHNIDEEN, Illusionen; getrennt; Gruppe, von der (11)
GEIST, GEMÜT; KINDER; Abneigung gegen; die eigenen (14)
GEIST, GEMÜT; TÖTEN, Verlangen zu; geliebte, nahestehende Menschen (18)
GEIST, GEMÜT; WAHNIDEEN, Illusionen; allein zu sein, meint (55)
GEIST, GEMÜT; WAHNIDEEN, Illusionen; getrennt; Welt, er sei von der (72)
GEIST, GEMÜT; WAHNIDEEN, Illusionen; verlassen, im Stich gelassen (72)
GEIST, GEMÜT; LOSGELÖST, wie (87)

2. Paranoia

RUBRIKEN

GEIST, GEMÜT; FURCHT; Außerirdischen, vor (1)
GEIST, GEMÜT; WAHNIDEEN, Illusionen; Gesellschaft, Menschen hätten eine Abneigung gegen ihre (2)
GEIST, GEMÜT; PLÄNE; rachsüchtige (5)
GEIST, GEMÜT; WAHNIDEEN, Illusionen; Fremder, Fremde; sieht; umgeben, ist von ihnen (6)
GEIST, GEMÜT; FURCHT; Freund; vor dem (10)
GEIST, GEMÜT; WAHNIDEEN, Illusionen; angegriffen, angefallen, er wird (32)

3. Engstirnigkeit, Tunnelblick

Dieses generelle Thema der Spinnentiere tritt am deutlichsten bei den Skorpionen und insbesondere bei Androctonus hervor:

RUBRIKEN

GEIST, GEMÜT; WAHNIDEEN, Illusionen; Loch; sieht die Welt durch ein (1)
GEIST, GEMÜT; GEDANKEN; hartnäckige; ein Gedanke schließt alle anderen aus (4)
GEIST, GEMÜT; TEILNAHMSLOSIGKEIT, Apathie, Gleichgültigkeit; Meinung anderer, hinsichtlich der (9)

4. Extreme Grausamkeit

Das Ausmaß an Grausamkeit, zu der diese Menschen fähig sind, steht im direkten Verhältnis zu ihrem ausgeprägten Isolations- und Entfremdungsgefühl.

RUBRIKEN

GEIST, GEMÜT; BOSHAFT, heimtückisch; verletzen, Verlangen, jemanden zu (6)
GEIST, GEMÜT; SCHNEIDEN, Verstümmeln, Aufschlitzen, Neigung zum; andere (8)
GEIST, GEMÜT; TÖTEN, Verlangen zu; Kind, ihr eigenes (9)
GEIST, GEMÜT; TRÄUME, Trauminhalte; Verstümmelung, von (24)
GEIST, GEMÜT; GRAUSAMKEIT, Brutalität, Unmenschlichkeit (58)
GEIST, GEMÜT; GEFÜHLLOS, hartherzig (93)

5. Bestimmtheit und Selbstvertrauen

RUBRIKEN

GEIST, GEMÜT; VERTRAUEN; Zukunft, in die (2)
GEIST, GEMÜT; WAHNIDEEN, Illusionen; stark, er sei (12)
GEIST, GEMÜT; HERAUSFORDERND (55)
GEIST, GEMÜT; SELBSTSUCHT, Egoismus (56)
GEIST, GEMÜT; BESTIMMTHEIT (62)
GEIST, GEMÜT; HOFFNUNGSVOLL (63)

Prüfung

Jeremy Sherr, 1982

Zoologische Merkmale von homöopathischem Interesse

Die Gattung Androctonus gehört zu den gefährlichsten Skorpionarten der Welt. Sie bewohnt die ariden und semiariden Regionen des Mittleren Ostens und Afrikas. Es ist ein mittelgroßer Skorpion, der bis zu 10 cm lang werden kann. Androctonus bedeutet „einen Mann töten“. Sein Gift enthält starke Nervengifte und ist besonders wirksam. Skorpionstiche der Art Androctonus fordern jährlich bekanntermaßen mehrere Menschenopfer. Einige pharmazeutische Unternehmen produzieren ein Gegengift zur Behandlung von Androctonus-Vergiftungen.

FALL 1

Frau, 38 J.

Im Fragebogen schreibt sie:

Ich leide unter Nachtschweiß und dem Restless-Legs-Syndrom. Das beeinträchtigt meinen Schlaf sehr. Es fühlt sich an, als würden meine Beine von den Knien abwärts krabbeln. Ich kann sie nicht stillhalten. Beim Stehen oder Gehen hört dieses Gefühl auf; auch wenn ich die Beine bewege. Schlimmer ist es in der Regel abends und nachts.

Der Nachtschweiß begann vor etwa acht Monaten; seitdem wache ich mehrmals nachts durchnässt und zitternd auf.

Im Gespräch erzählt sie:

P: Das Restless-Legs-Syndrom setzte vor dreieinhalb Jahren in meiner Schwangerschaft ein. Es besserte sich kurz nach der Geburt meiner Tochter, ist aber in den letzten acht Monaten wiedergekehrt. Es kommt phasenweise, einmal alle drei oder vier Wochen, und hält dann etwa eine Woche an.
Betroffen sind die Beine von den Knien abwärts und gelegentlich die Arme, so als würde etwas in meiner Haut herumkrabbeln. Ich möchte dann mit den Beinen treten und sie strecken.
Mit dem Nachtschweiß ist es dasselbe. Er tritt etwa eine Woche lang auf, bleibt vier bis fünf Wochen weg und kommt dann wieder.

A: Was ist das Schlimmste?

P: Die rastlosen Beine, denn sobald ich zu Bett gehe, stören sie mich extrem. Es ist ein Krabbeln, als würde jemand da drin mit der Faust schlagen, um herauszukommen – ein Stochern oder so etwas wie eine Schlange, die innen umherkriecht und nach draußen drängt. Ich muss die Beine dauernd bewegen.

A: Haben Sie sonst noch Probleme?

P: Eine Depression. Kurz nach der Geburt meiner Tochter bin ich deswegen in Behandlung gekommen.

A: Erzählen Sie mehr darüber.

P: Sie war ein schwieriges Kind mit Koliken von vier Uhr nachmittags bis sechs Uhr morgens. Damals begann ich, mich einzukapseln. Ich konnte mit Freunden zusammen sein und doch nur den Drang haben, die ganze Zeit zu weinen. Erst seit sechs Monaten kann ich mein Baby wieder anschauen und mich freuen, ohne in Tränen auszubrechen. Ich war sehr, sehr traurig, sehr, sehr einsam, total allein. (Sie beginnt zu weinen.) Ich fühlte mich isoliert. Ich mochte niemanden um mich haben. Ich hatte das Gefühl, mein Baby keine Sekunde lang allein lassen zu dürfen, ansonsten bekam ich fürchterliche Schuldgefühle und hielt mich für eine Rabenmutter. Ich habe mich eingekapselt.

A: Beschreiben Sie das näher.

P: Ich habe die Tür abgeschlossen und mich eingekapselt. (Sie macht eine Geste, als schließe sie sich mit den Armen vom Kopf abwärts ein.) Kein Kontakt mehr außerhalb meiner selbst. Ich hatte das Gefühl, es gebe keine Hilfe mehr.

A: Beschreiben Sie „eingekapselt" näher.

P: Keinerlei Kommunikation. Es wurde immer schwärzer um mich. Ich saß bloß da und zog mich in mich zurück. (Sie wiederholt die Geste.) Wenn mich jemand angesprochen hat, bin ich auseinandergefallen.

A: Beschreiben Sie das näher.

P: Mein Gehirn fiel auseinander. Ich wusste, wenn ich mich gehen lasse, würde ich nie zu weinen aufhören. (Sie weint heftig.)

A: Erzählen Sie mehr über ihr Gehirn, das auseinanderfällt.

P: Ich habe dicht gemacht und jedes Realitätsgefühl verloren.

A: Beschreiben Sie das näher.

P: Ich verlor das Zeitgefühl. Ich bin sonst sehr organisiert. Ich mache mir Listen. Doch damals fiel alles auseinander. Wenn das Baby schrie, konnte ich nur noch von einer Stunde zur nächsten überleben und mich bemühen, nicht zu weinen oder das Kind an die Wand zu werfen!

A: Erzählen Sie mehr darüber.

P: Ich habe mich oft selbst derb ins Gesicht geschlagen. Ich schlug so fest zu, wie ich konnte, um die Anspannung rauszulassen. Ich dachte, ich müsste gleich explodieren, etwas ganz Schlimmes tun, etwas kaputtschlagen … Das baute sich auf … mein Kopf tat weh, alles tat weh. Ich habe Geschirr mit dem Hammer zerschlagen, ich habe den Kopf gegen die Wand geschlagen. Nachher hatten wir kein Geschirr mehr, weil ich so viel zerdeppert hatte! Doch dann fühlte ich mich immer erst einmal besser, es war wie eine Erlösung.

A: Wie verlief Ihre Schwangerschaft?

P: Ich habe sie gehasst. Weil ich ein aktiver Mensch bin. Das war etwas ganz Egoistisches: Ich konnte nicht mehr aktiv sein. Normalerweise trainiere ich fünfmal pro Woche je anderthalb Stunden im Fitnessstudio, dazu fahre ich noch Rad, wandere, laufe, mache Gymnastik und stemme Gewichte. Ich habe schreckliche Angst zuzunehmen. Ich war nicht mehr ich selbst.

Im Fragebogen hatte sie geschrieben, dass starker Wind sie nervös macht.

A: Erzählen Sie mir, wie Wind auf Sie wirkt.

P: Er macht mich ein bisschen kribbelig, aber ich bin gern draußen im Wind. Er macht mich ein bisschen ungestüm. (Sie schwingt die Arme um sich und macht wilde Augenbewegungen.) Ich mag raues, windiges Wetter. Das enthemmt mich richtig, als könnte ich nackt herumlaufen und schreien und brüllen und endlos rennen.

A: Erzählen Sie mehr darüber.

P: Ich könnte dann endlos rennen, über die Dächer rennen, für immer und ewig. (Sie streckt ihre Arme von der Stirn aus nach vorn wie einen Tunnel.) Ich könnte durch fremde Gärten laufen – ohne Barrieren – in die Ferne verschwinden – nur stur geradeaus blicken mit eingeschalteten Blinkern, nichts mehr wahrnehmen, was neben mir ist, wie in einem langen Tunnel aus Licht. In die Ferne blicken, aber alles rast an mir vorbei.

A: Beschreiben Sie das enthemmte Gefühl.

P: Eine Erlösung. Etwas, was nie wieder aufhört. Es hält ewig an.

A: Wie wirkt raues, windiges Wetter auf Sie?

P: Am schönsten ist es im Dunklen am Strand. Gegen das Meer anzurasen und zu heulen. Eine Flutnacht, in der der Wind mich peitscht, das Meer mich zurückwirft, aufs Meer hinaus schauen, und auch hier steht mir nichts mehr im Weg. Nachtangeln ist das schönste Gefühl der Welt, nichts versperrt die Sicht, man kann ins Nichts schauen, die Gischt und die Sterne sehen. Alles ist offen. Ich fühle mich oft so eingekapselt. (Sie wiederholt die Geste, als schließe sie sich ein.) In Geschäften fühle ich mich wie erstickt. (Sie wiederholt die Geste.) Am Strand gibt es keinen Horizont mehr, keine Einkapselung, nichts drückt nach innen. Ich möchte um mich schlagen. (Sie schlägt mit zu Krallen gekrümmten Händen um sich.) Ich brauche freien Raum, sonst kann ich weder sehen noch atmen.

A: Wie fühlt sich das an?

P: Als würde ich in einen Tunnel hineingehen. Eine Spannung an meinem Kopf, die von den Seiten auf den Kopf eindrückt, und dann interessiert mich nichts mehr, ich antworte einfach nicht mehr.

A: Erzählen Sie mir etwas vom Ersticken.

P: Ich brauche Freiraum, ich kann nicht alles hereinlassen, körperlich oder seelisch. Es ist ein seelisches Ersticken: die Anforderungen, die Informationen.

A: Könnten Sie sich bitte einmal selbst beschreiben, was Sie für ein Mensch sind?

P: Ich bin ein bisschen irre. Ich weiß nie, wann ich aufhören muss. Ich treibe mich selbst an. Keine halben Sachen. Ich bin ziemlich lebhaft und gesellig. Ich treffe mich gern mit anderen. Nach außen bin ich ja ganz nett, aber innerlich bin ich manchmal eine richtige Kuh. Ich denke furchtbare Sachen über andere.

A: Beschreiben Sie das näher.

P: Manchmal fühle ich mich als Opfer. Ich nehme alles persönlich. Ich kann lange grollen. Ich kann mich nutzlos fühlen, zu nichts gut, zu nichts zu gebrauchen, ich erfülle die Erwartungen nicht.
Wenn mir jemand erzählt, sie bekämen ein Baby oder sie sei schwanger, dann hoffe ich, dass sie durchmachen müssen, was ich durchmachen musste. Wenn man mich daran erinnert, werde ich sauer. Ich möchte, dass sie eine richtig furchtbare Zeit durchmachen, in der sie sich völlig entfremdet von allem fühlen. Ich habe das Gefühl, dass andere mich beobachten und meinen, ich mache nichts richtig.

Fallanalyse

ARACHNIDA-THEMEN

Rastlosigkeit
sich bewegen müssen
krabbeln

SKORPIONTHEMEN

extremes Entfremdungsgefühl
Verlangen, Sachen zu zerstören
Bösartigkeit, grausame Gedanken
Reue
Tunnelblick
Wind bessert und/oder verschlimmert

RUBRIKEN VON ANDROCTONUS AMURREUXI HEBRAEUS

GEIST, GEMÜT; PLÄNE; rachsüchtige (5)
GEIST, GEMÜT; BOSHAFT, heimtückisch; verletzen, Verlangen, jemanden zu (6)
GEIST, GEMÜT; RUHELOSIGKEIT, Nervosität; ängstliche; muss; schnell gehen (8)
GEIST, GEMÜT; TÖTEN, Verlangen zu; Kind, ihr eigenes (9)
GEIST, GEMÜT; WAHNIDEEN, Illusionen; getrennt; Gruppe, von der (11)
GEIST, GEMÜT; FURCHT; Impulsen, vor den eigenen (11)
GEIST, GEMÜT; TÖTEN, Verlangen zu; geliebte, nahestehende Menschen (18)
GEIST, GEMÜT; SCHREIEN, Kreischen, Brüllen; Gefühl, als müsse sie schreien (22)
GEIST, GEMÜT; GEBÄRDEN, Gesten, macht; lächerlich oder närrisch (25)
GEIST, GEMÜT; ZERBRECHEN, Drang, Dinge zu (31)
GEIST, GEMÜT; IMPULSIV; Impuls wegzulaufen, Poriomanie (33)
GEIST, GEMÜT; TRÄUME, Trauminhalte; Wasser; Meer, Ozean (35)
GEIST, GEMÜT; ZORN, Ärger; wirft Gegenstände fort (35)
GEIST, GEMÜT; UNBARMHERZIG, mitleidlos, skrupellos (46)
GEIST, GEMÜT; TRÄUME, Trauminhalte; Nacktheit, von (47)
GEIST, GEMÜT; WAHNIDEEN, Illusionen; allein zu sein, meint (55)
GEIST, GEMÜT; GRAUSAMKEIT, Brutalität, Unmenschlichkeit (58)
GEIST, GEMÜT; SELBSTBEHERRSCHUNG; Verlust der (59)

GEIST, GEMÜT; WAHNIDEEN, Illusionen; getrennt; Welt, er sei von der (72)
GEIST, GEMÜT; WAHNIDEEN, Illusionen; verlassen, im Stich gelassen (72)
GEIST, GEMÜT; MORALISCHE Affektionen; Mangel an moralischem Empfinden (73)
GEIST, GEMÜT; GEFÜHLLOS, hartherzig (93)
GEIST, GEMÜT; IMPULSIV (101)
ALLGEMEINES; WIND; Verlangen nach Aufenthalt im (7)
ALLGEMEINES; WETTER; windigem, stürmischem, bei; während (213)

Das ist ein schöner, klarer Androctonus-Fall, der die Skorpionthemen und einige Eigentümlichkeiten von Androctonus ganz deutlich macht: allen voran den Impuls, das eigene Kind zu töten, das Verlangen nach Aufenthalt im Wind, den Impuls zu rennen und die Träume vom Nacktsein.

Verschreibung: Androctonus C200, Einmalgabe

Follow-up nach fünf Wochen

P: Das Restless-Legs-Syndrom hat sich nicht gebessert. Wenn überhaupt, dann fangen meine Beine abends jetzt noch früher an zu krabbeln. Seit Beginn der Behandlung bin ich unheimlich verpeilt, obwohl mein Energiepegel letzte Woche gestiegen ist. Abends bin ich ganz optimistisch, ziemlich motiviert, besser als seit über einem Jahr. Ich bin insgesamt optimistischer, fühle mich sicherer.

Verschreibung: keine

Eine energetische und emotionale Besserung bei gleichzeitiger körperlicher Verschlimmerung ist in diesem Stadium etwas Gutes. Mehrere Wochen später begann es, ihr seelisch wieder schlechter zu gehen, und das Mittel wurde wiederholt.

Follow-up nach 14 Wochen

P: Es geht mir gut. Insgesamt geht es mir viel besser. Meine Beine haben sich gebessert, und ich bin entspannter, habe mehr Energie und bin nicht mehr so weinerlich. Es geht mir um 80 bis 90 Prozent besser. Das ist das Beste, was ich über mein Befinden seit langer Zeit sagen kann – so lange ist das her.

Weiteres Follow-up

Sie brauchte gelegentliche Wiederholungsgaben und nach sechs Monaten eine Potenzsteigerung auf 1M. Insgesamt kam die Patientin 14 Monate lang zu Follow-ups. Alles besserte sich, und sie beendete die Behandlung.

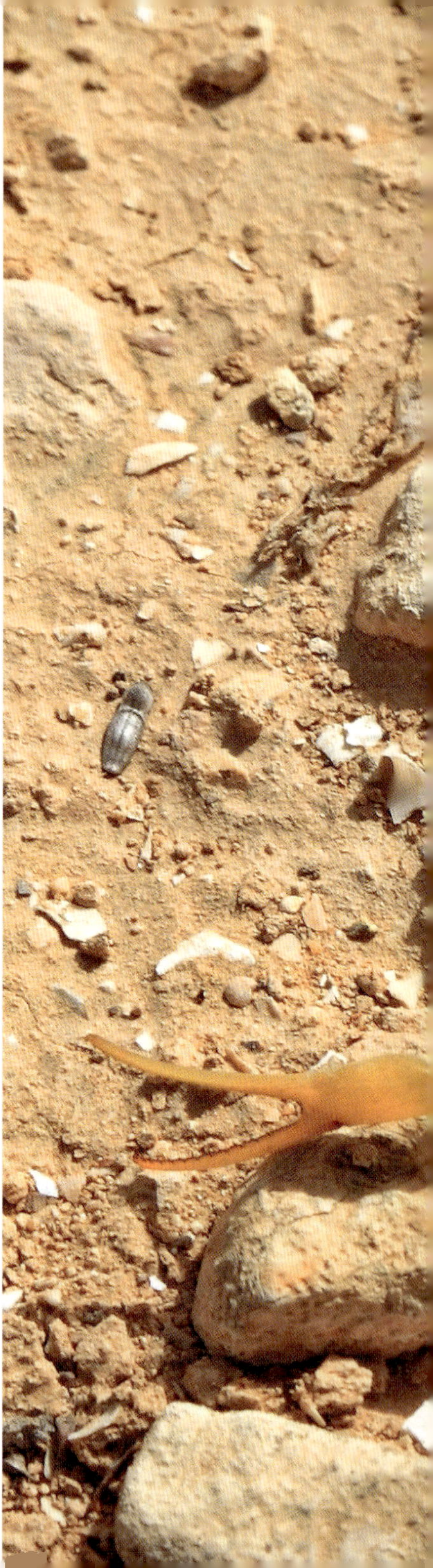

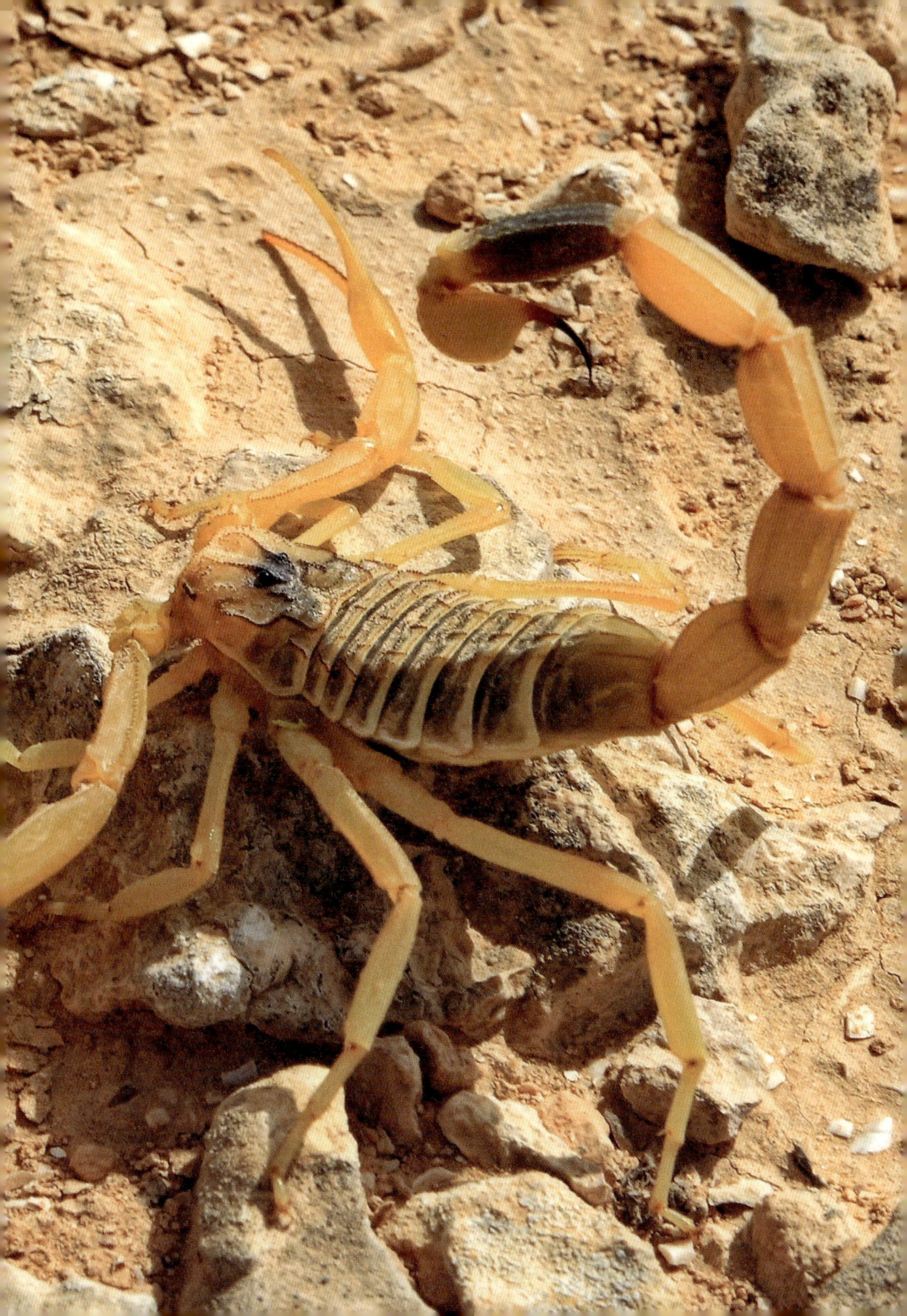

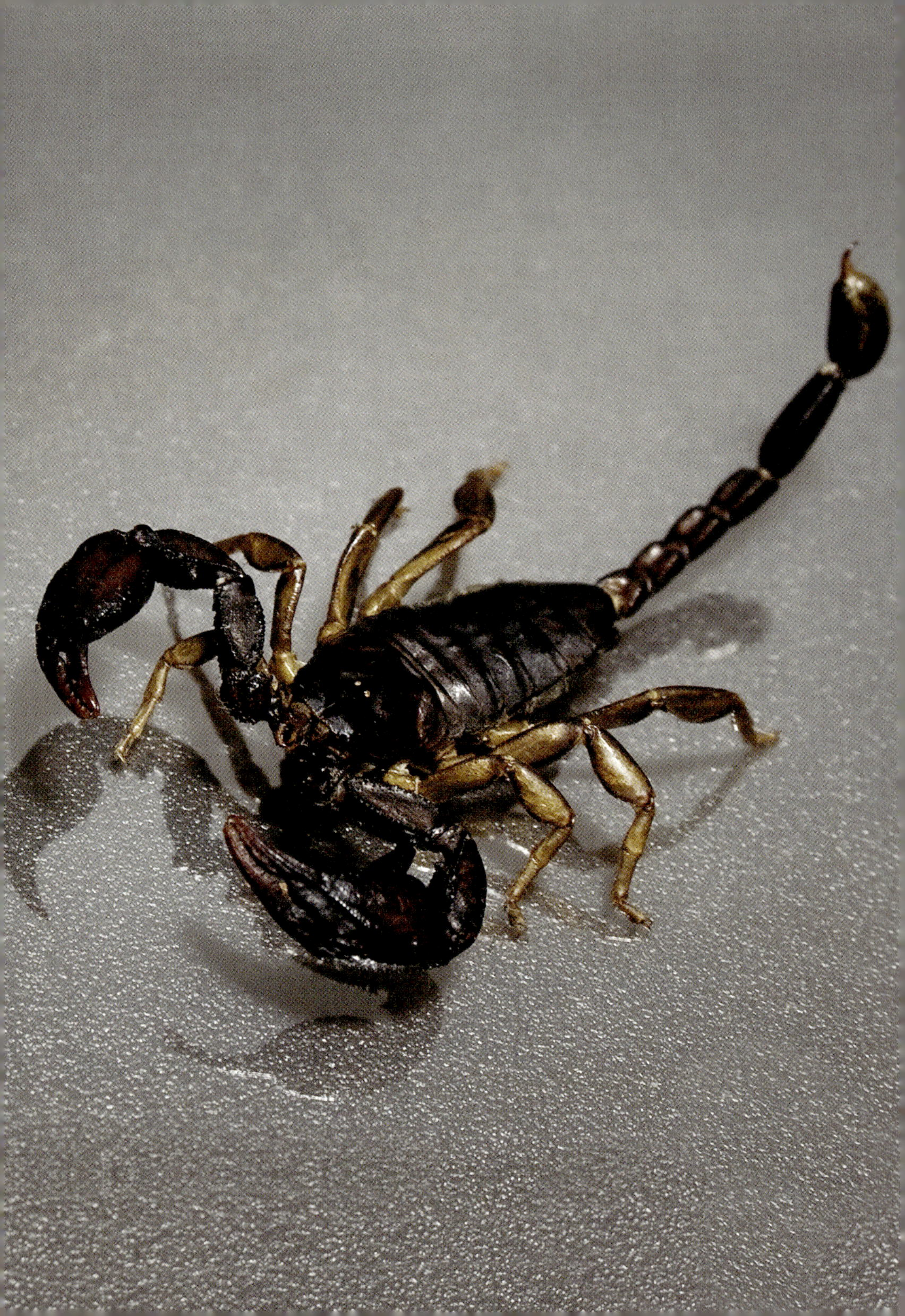

SCORPIO EUROPAEUS

Der Europäische Skorpion

Dieses Mittel zeichnet sich in erster Linie durch eine extreme Polarität der Gemütszustände und des Verhaltens aus. Es ist insbesondere ein Mittel für unbändige und völlig außer Kontrolle geratene Kinder mit gewalttätigem und bösartigem Verhalten, das von einem sanften, nachgiebigen und reuevollen Gemütszustand gefolgt wird. Eine gewaltbereite, gefühllose und bösartige seelische Verfassung kann im Kontrast zu Respekt und Liebe gegenüber den Mitmenschen stehen.

ZENTRALE THEMEN

1. Abwechselnde Gemütszustände

RUBRIKEN

GEIST, GEMÜT; GEWALT, Heftigkeit; abwechselnd mit; Milde, Sanftmut (1)
GEIST, GEMÜT; BOSHAFT, heimtückisch; abwechselnd mit Sanftmut (1)
GEIST, GEMÜT; ZERSTÖRUNGSSUCHT, zerstört Dinge; abwechselnd mit Sanftmut (1)
GEIST, GEMÜT; RASEREI, rasende Wut; abwechselnd mit; Nachgiebigkeit (1)
GEIST, GEMÜT; STIMMUNG, Laune, Gemütsverfassung; unbeständig, wechselhaft, schwankend; Kindern, bei (1)
GEIST, GEMÜT; NACHGIEBIGKEIT; abwechselnd mit; Kämpfen, Verlangen zu (1)
GEIST, GEMÜT; ENTRÜSTUNG, Empörung; abwechselnd mit Sanftmut (2)

GEIST, GEMÜT; ZORN, Ärger; abwechselnd mit; Freundlichkeit, Liebenswürdigkeit (2)

2. Ehrfurcht und Liebe

RUBRIKEN

GEIST, GEMÜT; ACHTUNG, Ehrfurcht; Personen, die ihn umgeben, für die; alte Menschen, für (1)

GEIST, GEMÜT; ACHTUNG, Ehrfurcht; Personen, die ihn umgeben, für die; Freunde (1)

GEIST, GEMÜT; LIEBE; alte Menschen, für (1)

GEIST, GEMÜT; LIEBE; Freunde, für seine (2)

GEIST, GEMÜT; LIEBE; Menschheit, für die (15)

3. Respekt

RUBRIKEN

GEIST, GEMÜT; ZORN, Ärger; geachtet, meint, er wird nicht (3)

GEIST, GEMÜT; ZORN, Ärger; bevormundet, wenn (3)

GEIST, GEMÜT; RESPEKT; Verlangen (21)

Dies ist ein Mittel für schwer gestörte Familienstrukturen mit extremer Disharmonie, Streit und physischer Gewalt zwischen den verschiedenen Generationen.

4. Feindseligkeit gegenüber der Familie

RUBRIKEN

GEIST, GEMÜT; HASS; Schwiegermutter, hasst (1)

GEIST, GEMÜT; REIZBARKEIT; Mutter, gegenüber der (4)

GEIST, GEMÜT; HASS; Mutter, auf die (10)

GEIST, GEMÜT; FAMILIENMITGLIEDER, Abneigung gegen; Eltern, Abneigung gegen die (10)

GEIST, GEMÜT; GROBHEIT, roh, ungezogen; Kinder, ungezogene (11)

GEIST, GEMÜT; BELEIDIGEND, beschimpft, verletzt andere; Kinder beschimpfen ihre Eltern (11)

GEIST, GEMÜT; ZORN, Ärger; Familie, gegen die; Eltern (12)

5. Zorn und Gewalt gegenüber den Kindern

RUBRIKEN

GEIST, GEMÜT; STREITSUCHT, Zanken; Familie, gegen seine; Tochter, gegen seine (1)
GEIST, GEMÜT; GEWALT, Heftigkeit; Kinder, gegen die eigenen (2)
GEIST, GEMÜT; BELEIDIGEND, beschimpft, verletzt andere; Familie und Kindern gegenüber (4)
GEIST, GEMÜT; SCHLAGEN, schlägt; Kinder; schlägt die eigenen (4)
GEIST, GEMÜT; STREITSUCHT, Zanken; Familie, gegen seine (19)

6. Ungebärdige, gewalttätige Kinder

RUBRIKEN

GEIST, GEMÜT; WILDHEIT; Kindern, bei (4)
GEIST, GEMÜT; GEWALT, Heftigkeit; Kindern, bei (3)
GEIST, GEMÜT; TRETEN, um sich treten; Kind ist mürrisch, tritt und schimpft (10)
GEIST, GEMÜT; SCHLAGEN, schlägt; Kindern, bei (16)
GEIST, GEMÜT; ZORN, Ärger; Kindern, bei (36)

7. Streit – Verlangen nach, verschlimmert oder bessert

Es besteht eine ausgeprägte Sensibilität gegenüber Streitereien – entweder eine starke Neigung dazu oder eine Ablehnung dagegen. Am eigentümlichsten ist die Besserung durch Streiten.

RUBRIKEN

GEIST, GEMÜT; STREITEN; bess. (1)
GEIST, GEMÜT; STREITEN; Streiterei, Abneigung gegen (10)
GEIST, GEMÜT; STREITEN; schl. (32)
GEIST, GEMÜT; REUE; schnell, bereut (20)
GEIST, GEMÜT; ZORN, Ärger; abwechselnd mit; Bereuen, schnellem (14)

Ein Mittel für Innenstädte: Alastair Gray hat über seinen erfolgreichen Einsatz in den innerstädtischen Regionen von Sydney geschrieben. Er hält es für ein wichtiges Angstmittel. Dass die Themen Gewalt, familiäre Disharmonie und Streit dieses Mittel zum Einsatz im innerstädtischen Milieu prädestinieren, liegt auf der Hand.

Es gibt hier jedoch auch Abhängigkeit und Rückzug.

8. Verbundenheit und Anklammern

RUBRIKEN

GEIST, GEMÜT; VERBUNDEN, sehr; Mutter, zur (44)
GEIST, GEMÜT; ANKLAMMERN (44)

9. Rückzug

GEIST, GEMÜT; SITZEN; möchte; regungslos, stillschweigend; stundenlang (4)
GEIST, GEMÜT; SPRECHEN, Reden, Abneigung gegen; oberflächliche Dinge geht, wenn es um (5)
GEIST, GEMÜT; TEILNAHMSLOSIGKEIT, Apathie, Gleichgültigkeit; Fenster, sieht stundenlang aus dem (5)
GEIST, GEMÜT; ANTWORTEN, antwortet; einsilbig; Nein auf alle Fragen (8)
GEIST, GEMÜT; LOSGELÖST, wie; beobachtend von außen, wie (13)

10. Miasma: Lepra

Der Zustand mutet syphilitisch an, doch ich glaube, dass das Mittel zum Lepra-Miasma gehört: Hass innerhalb der Familie ist ein Lepra-Thema, und die ungeheure Liebe und Ehrfurcht gegenüber anderen kann die polar entgegengesetzte Kompensation für das Gefühl, verachtet zu werden, darstellen. Der folgende Fall demonstriert das starke Gefühl, ein Ausgestoßener zu sein.

Prüfung

Hans Eberle und Friedrich Ritzer, 1995

Zoologische Merkmale von homöopathischem Interesse

Manchmal sticht der männliche Scorpio europaeus das Weibchen bei der Paarung. Das Weibchen frisst gelegentlich einige ihrer Jungen auf. Im Hinblick auf ein Mittel für dysfunktionale Familien sind das interessante Verhaltensweisen! Dieser Skorpion ist klein, und sein Gift ist für Menschen harmlos. Scorpio europaeus versteckt sich meistens unter Steinen an Felsvorsprüngen. Er bevorzugt ein warmes, trockenes Klima.

FALL 1

Junge, 12 J.

Seine Mutter schreibt im Fragebogen:
Er hat ernste schulische Probleme. Er ist immer übelgelaunt und streitet sich viel. Er schreit und flucht. Wenn er etwas nicht will, gerät alles zum Kampf mit ihm. Er ist aufsässig. Er tritt. Er hat Ekzem, Asthma und Heuschnupfen.

Im Fallgespräch:
A: Was ist an alldem das Schlimmste für dich?
P: Die Typen in der Schule, die mich quälen. Sie machen sich über meine Haare lustig und drangsalieren mich. (Er bewegt rastlos seine Hände.) Das macht mich echt wütend.
A: Erzähle mir mehr darüber.
P: Sie hacken auf mir herum. Ich bin einer der Kleinsten.
A: Erzähle mehr darüber.
P: Die Großen kommen auf mich zu und nennen mich „Kleiner" und „Winzling".
A: Sprich weiter.
P: Manchmal kommt so ein Typ und verprügelt mich. Das quält mich. Und sie beschimpfen mich. (Er macht einen gequälten Eindruck.) Wenn ich meinen Asthmaanfall kriege, lachen sie über mich.
A: Erzähle mir mehr darüber.
P: Sie machen mich fertig.
A: Erzähle mehr darüber.
P: Ich würde dann am liebsten meinen Inhalator wegschmeißen, weil sie mich auslachen.
A: Erzähle mir mehr darüber, wie sie dich drangsalieren.
P: Sie kommen auf mich zu und lachen mich aus und beschimpfen mich. Manchmal verprügeln sie mich.

A: Was ist das Schlimmste daran?
P: Das Verprügeln.
A: Beschreibe das näher.
P: Sie kommen aus dem Nichts. Sie schubsen mich und rennen dann weg.
A: Erzähle mehr darüber, wie sie „aus dem Nichts kommen“.
P: Es ist ein Schock. Das macht mich noch wütender. Es erschreckt mich.
A: Erzähle mehr darüber, wie es dich traurig und wütend macht.
P: Ich fluche und schreie in der Klasse rum.
A: Erzähle mehr darüber.
P: Wenn sie mich auslachen.
A: Was passiert, wenn du am wütendsten bist?
P: Manchmal wehre ich mich, wenn sie mich zu sehr auslachen. Ich rempele sie an und gehe weg.

Ich frage ihn nach seinen Allergien.

A: Was davon ist für dich am schlimmsten?
P: Das Asthma.
A: Warum ist es das Schlimmste?
P: Ich kann ohne meinen Inhalator nicht lange weggehen – das nervt.
A: Wie ist es ohne Inhalator?
P: Dann kriege ich nur schwer Luft.
A: Wie beeinträchtigt dich das?
P: Ich kann nicht Fußball spielen.
A: Wie fühlt sich das an?
P: Es ist langweilig. Ich muss zu Hause bleiben und fernsehen und auf meiner Xbox spielen.
A: Wie fühlst du dich dann?
P: Wie in der Falle.
A: Erzähle mir mehr über Fallen.
P: Es ist, als wäre ich in einem großen … einem kleinen … Raum und kann nichts tun.
A: Erzähle mehr darüber.
P: Man kann sich nicht bewegen. (Sein Körper scheint leicht zu zucken.)
A: Wie ist das, wenn man sich nicht bewegen kann?
P: (keine Antwort)

A: Was ist mit deinem Ekzem?

P: Das juckt nachts ganz furchtbar, und wenn ich kratze, wird es nur schlimmer. Ich muss kratzen, bis es blutet, dann hört das Jucken auf.

Er hat Heuschnupfen mit tränenden Augen und verstopfter Nase.

Ich spreche allein mit seiner Mutter.

M: Er neigt zu Überreaktionen. Er bauscht alles übermäßig auf. Er ist sehr aufsässig. Wenn er etwas nicht tun will, gibt es Streit, und dann entschuldigt er sich. In der Schule wird er ständig vom Unterricht ausgeschlossen. Er flucht viel. In der Schule wirft er regelmäßig mit Stühlen. Er bekommt Wutanfälle in der Schule, doch hinterher entschuldigt er sich sofort. Er reagiert über. Er weiß nicht, wann er aufhören muss. Die anderen Jungs zum Beispiel hören auf, sich zu prügeln, wenn der Lehrer um die Ecke kommt, aber er nicht.

Er ist sehr fürsorglich gegenüber anderen. Da ist zum Beispiel ein Junge mit Zerebralparese, für den prügelt er sich sogar. Er möchte nicht anders sein als andere, aber er ist es. Er sagt, mit ihm sei etwas nicht in Ordnung.

A: Wie war Ihre Schwangerschaft?

M: Ziemlich schwierig. Vom ersten Moment an bis zur Entbindung war mir übel, und die Entbindung verlief sehr schnell, nur etwa zwei Stunden lang. Seit seiner Geburt wollte er weder essen noch schlafen noch ruhig werden, und das hat sich eigentlich nie geändert! Er isst nicht, weil es ihm schmeckt, sondern weil er muss. Seit er acht ist, wird er wegen ADHS medikamentös behandelt. Wenn er keine Medikamente nimmt, wird er zappelig. Er läuft dauernd umher.

A: Wie verhält er sich in den schlimmsten Situationen?

M: Er schreit, flucht, schlägt mit den Türen, tritt und rennt weg. Er hat ein Problem mit seiner Körpergröße. Seine Schwester ist sehr groß, was nicht gerade hilfreich ist. Er ist sehr anspruchsvoll, aber auch sehr liebevoll.

A: Erzählen Sie mehr darüber.

M: Er verlangt viel, aber er gibt auch viel.

A: Fahren Sie fort.

M: Er ist zärtlich und anschmiegsam. Er hasst Streit. Wenn ich eine Auseinandersetzung mit seinem Vater habe, schreit er uns an, wir sollen aufhören zu streiten. Er sagt, wir würden uns die ganze Zeit streiten, dabei tun wir das in Wirklichkeit nur selten.

A: Erzählen Sie mehr davon.

M: Er ruft: „Hört auf zu streiten!" Als ich mich zum Beispiel mit seiner Schwester stritt, regte er sich furchtbar auf.
Er ist liebenswürdig – er ist entweder richtig gut oder richtig böse. Entweder liebenswürdig oder gemein.

A: Wie ist es, wenn er liebenswürdig ist?

M: Wunderbar. Er lächelt, ist gesprächig und tut alles, was man ihm sagt, sofort und mit einem Lächeln. Wenn er wütend ist, ist er voller Reue und Trauer und glaubt, versagt zu haben, in der Schule versagt und uns enttäuscht zu haben. Er hat ein sehr starkes Gefühl dafür, was richtig und was falsch ist.

A: Beschreiben Sie ihn mir.

M: Seine guten Seiten: Er ist heiter, fröhlich, bezaubernd, wissbegierig, wie ein Sonnenstrahl, dann macht er alle ringsum glücklich. Sogar die Lehrer sagen, er hat zwar Probleme, aber sie lieben ihn. Er ist ein liebenswürdiger Junge. Aber wenn er abscheulich ist, ist er richtig abscheulich.

Fallanalyse

THEMEN DES TIERREICHS

Kampf
Sie verprügeln mich.
Sie machen mich fertig.
Sie hacken auf mir herum.

ARACHNIDA-THEMEN

drangsalieren
Es quält mich.
Sie lachen mich aus.
Es erschreckt mich.
Sie kommen aus dem Nichts.

Man kann sich nicht bewegen.
Die Großen kommen auf mich zu und nennen mich „Kleiner“ und „Winzling“.
ein großer Raum ... ein kleiner Raum
Rastlosigkeit
zappeln, zucken
alle glücklich machen
ADHS

DIE FÜR DIESEN FALL BEDEUTSAMSTEN RUBRIKEN MIT SCORPIO EUROPAEUS:

GEIST, GEMÜT; EMPFINDLICH, überempfindlich; Disharmonie und Streit, gegen (2)
GEIST, GEMÜT; GESICHTER; Gesichter, Abneigung gegen lachende (3)
GEIST, GEMÜT; ZORN, Ärger; geachtet, meint, er wird nicht (3)
GEIST, GEMÜT; LACHEN; Abneigung gegen (9)
GEIST, GEMÜT; STREITEN; Streiterei, Abneigung gegen (10)
GEIST, GEMÜT; ZORN, Ärger; abwechselnd mit; Bereuen, schnellem (14)
GEIST, GEMÜT; RESPEKT; Verlangen (21)

Das eigentümlichste Merkmal in diesem Fall war seine große Empfindlichkeit gegen Streit – ein Leitsymptom von Scorpio europaeus.

WEITERE RELEVANTE RUBRIKEN:

GEIST, GEMÜT; STIMMUNG, Laune, Gemütsverfassung; unbeständig, wechselhaft, schwankend; Kindern, bei (1)
GEIST, GEMÜT; MILDE, Sanftmut; abwechselnd mit; Zorn, Ärgernis (4)
GEIST, GEMÜT; BEISSEN, beißt; Kindern, bei (6)
GEIST, GEMÜT; REUE; schnell, bereut (20)
GEIST, GEMÜT; TRETEN, um sich treten (50)
GEIST, GEMÜT; UNGEHORSAM (62)
GEIST, GEMÜT; ZORN, Ärger; leidenschaftliche Ausbrüche (74)
GEIST, GEMÜT; WIDERSPRECHEN, Neigung zum (80)
GEIST, GEMÜT; TADEL, tadelt; tadelt sich selbst (92)
HAUT; JUCKEN; kratzen, muss; blutet, bis es(101)
GEIST, GEMÜT; ZORN, Ärger; heftig (176)
NASE; HEUSCHNUPFEN, jährlich (194)

Verschreibung: Scorpio europaeus C200, einmal alle vier Wochen

Reaktion auf die Behandlung

Nach diesem Mittel besserte sich sowohl daheim als auch in der Schule alles enorm. Sein Verhalten normalisierte sich; er ließ sich nicht mehr in Kämpfe verwickeln und wurde von anderen Kindern nicht mehr drangsaliert. Interessanterweise hörten die Schikanen sofort nach der ersten Mittelgabe auf. Eltern wie Lehrer waren von seiner veränderten Persönlichkeit begeistert. Auch seine allergischen Symptome besserten sich merklich.

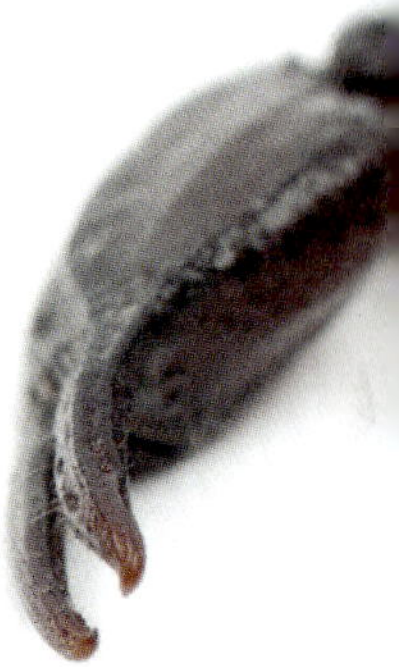

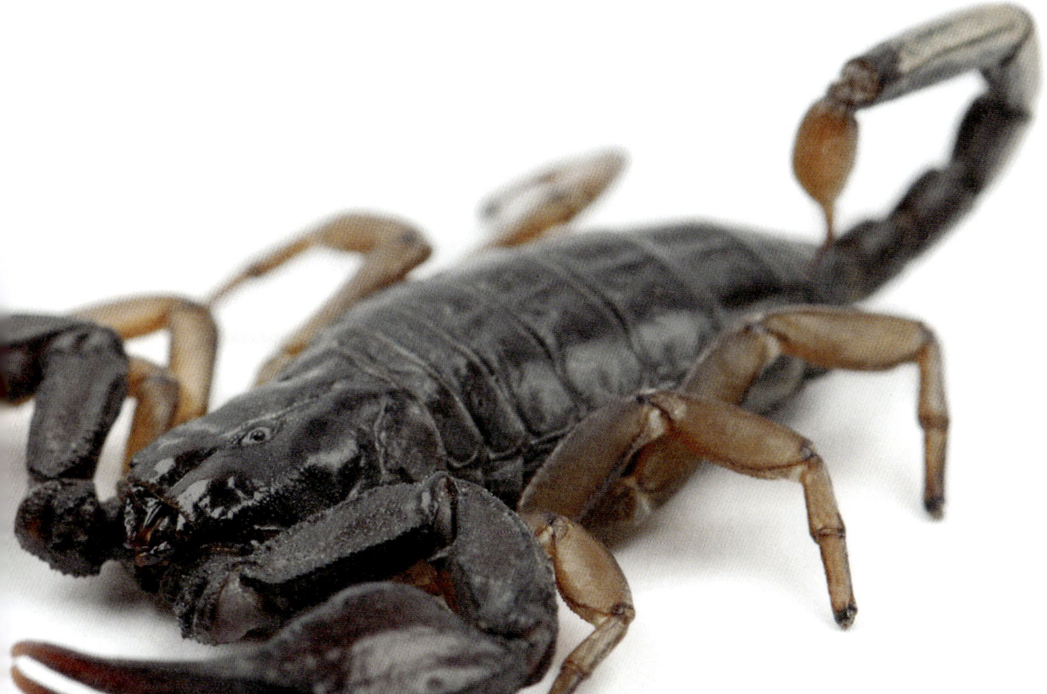

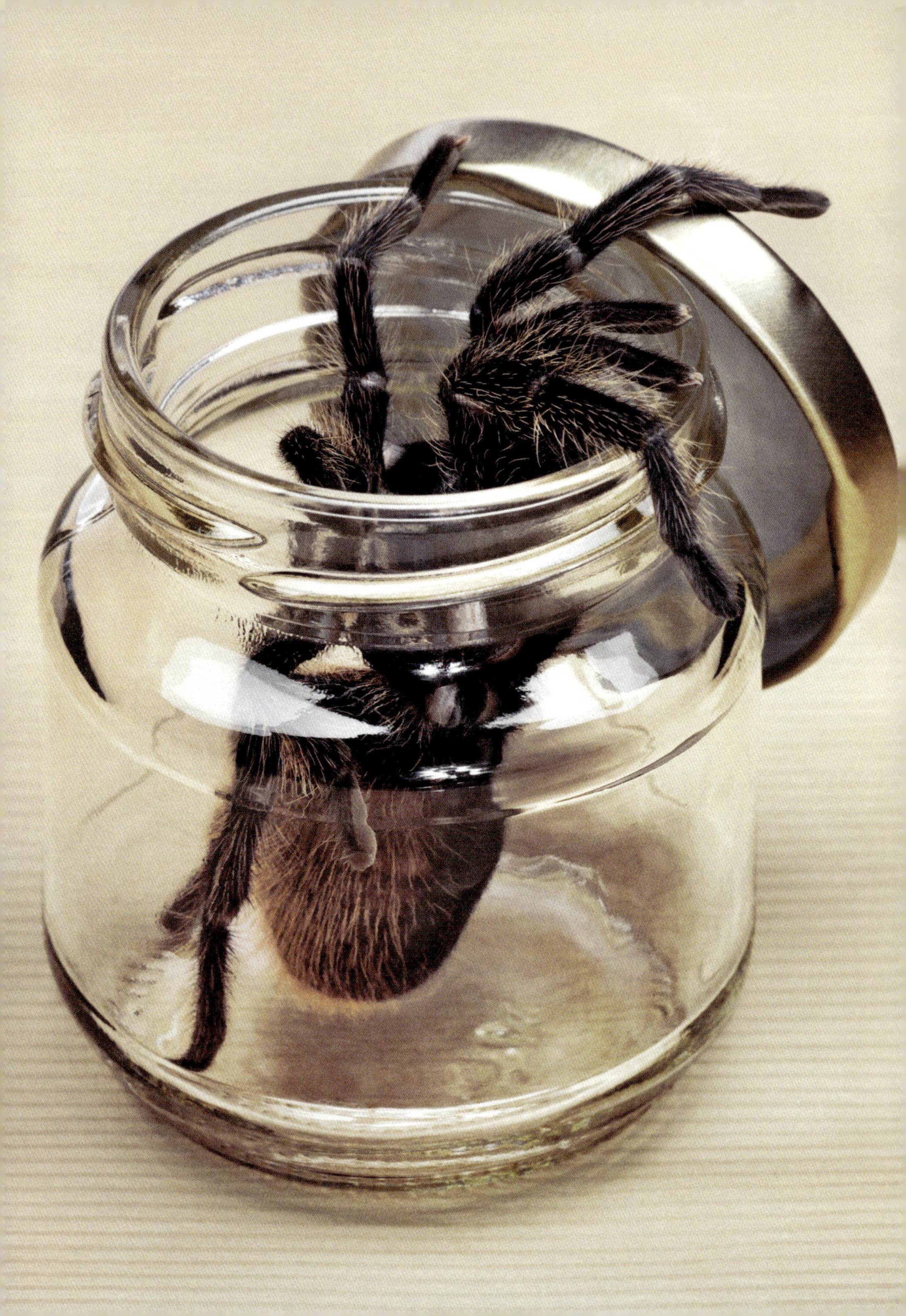

DER AUTOR

Jonathan Hardy studierte Zoologie an der *Oxford University* und schloss sein Studium 1978 mit Auszeichnung ab. Anschließend absolvierte er ein Medizinstudium an der *Southampton University*, das er 1984 abschloss.

1988 wurde er Mitglied der *Faculty of Homeopathy* und praktiziert seitdem ganztägig als Homöopath.

Jonathan Hardy führt eine Heilpraxis im südenglischen Hampshire.

Er wurde 2010 zum Ehrenmitglied der *Faculty of Homeopath*y gewählt.

DANKSAGUNG

Die Spinnen- und Skorpionmittel habe ich anhand vielzähliger Quellen studiert. Mein besonderer Dank für die Einsichten, die sie mir ermöglicht haben, gilt Divya Chhabra, Massimo Mangialavori, Rajan Sankaran, Peter Fraser, Jonathan Shore und Farokh Master. Sehr dankbar bin ich auch jenen Kollegen, die wunderbare Prüfungen beigesteuert haben, insbesondere Julia Twohig, Lou Klein, Günther Heck, Hans Eberle, Friedrich Ritzer, Charlotte Rob, Alastair Gray, Jeremy Sherr und Heather Knox.

Ich danke all meinen Patienten, die mein Wissen über diese Mittel erweitert haben, und besonders jenen, die mir erlaubt haben, ihre Fallgeschichten in diesem Buch zu verwenden und ihre Fallgespräche auf Video aufzuzeichnen.

Ann Sims und Brenda Surridge danke ich für das Abtippen vieler Fallgeschichten.

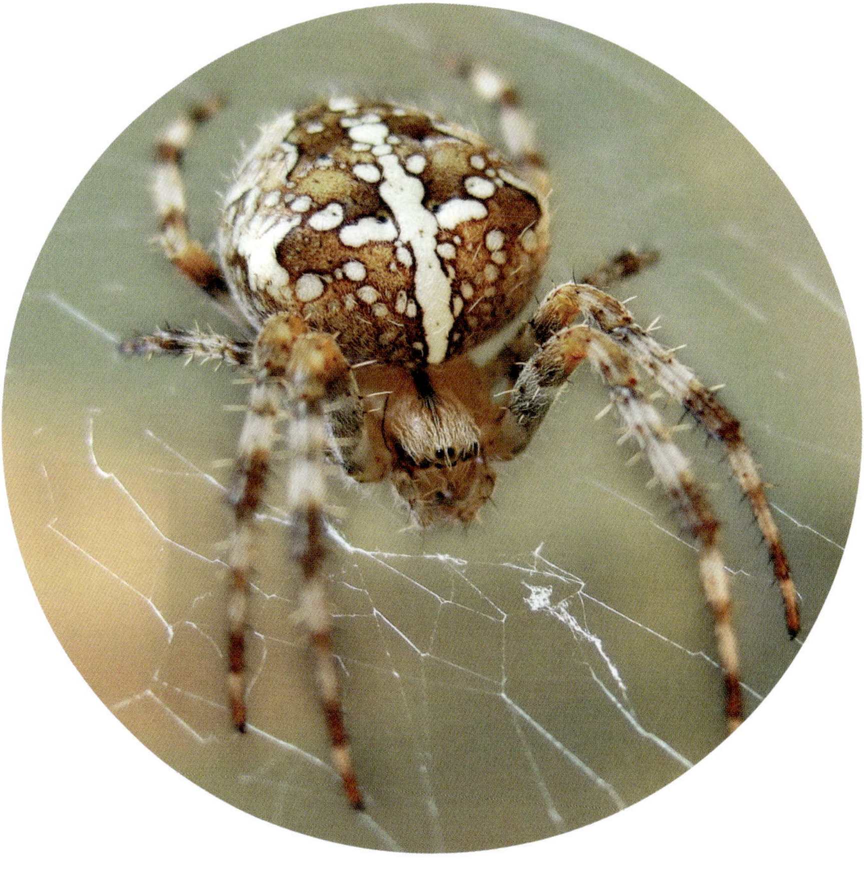

SYMPTOMENVERZEICHNIS

ABBILDUNGSVERZEICHNIS

WEITERE TITEL IM NARAYANA VERLAG

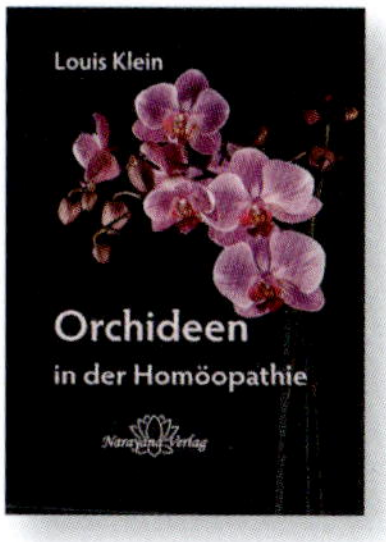

Louis Klein

Orchideen in der Homöopathie

544 Seiten, € 49

Orchideen sind eine der größten und faszinierendsten Pflanzenfamilien der Welt. Der renommmierte Homöopath Louis Klein hat einen umfangreichen und bahnbrechenden Leitfaden über die fesselnde Pflanzenfamilie geschrieben.

Orchideenmittel haben sich als sehr wirksame Arzneien bei der Behandlung von Kindern mit ADHS, Dyslexie, Sprechstörungen und anderen Lernbehinderungen erwiesen. Das Buch enthält detaillierte und differenzierte Porträts von über 30 bekannten Orchideenmitteln, wie Vanilla planifolia oder Cypripedium pubescens, sowie vieler neuer Mittel. Louis Klein hat die seltene Begabung, Prüfungsergebnisse in anschauliche Mittelessenzen umzuwandeln, und hilft damit den Homöopathen, diese wichtige Mittelgruppe in ihre täglichen Verordnungen einzubeziehen.

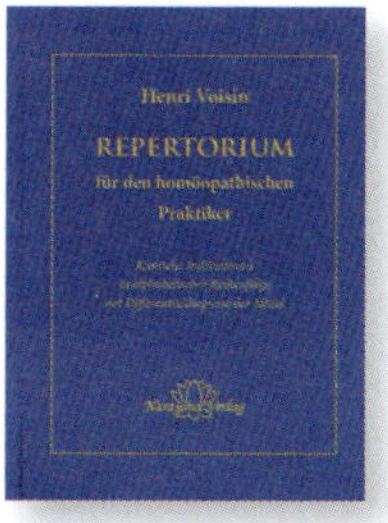

Henri Voisin

Repertorium für den homöopathischen Praktiker

700 Seiten, € 118

Henri Voisin war einer der hervorragendsten homöopathischen Praktiker Frankreichs. Sein Repertorium ist bereits legendär. Nur was er selbst mit Erfolg in seiner langjährigen Praxis einsetzen konnte, hat er in dieses praktische Repertorium übernommen.

Das Werk ist eine Fundgrube an ungewöhnlichen klinischen Tipps, die sich schon vielfach in der Praxis bewährt haben, wie z.B. Scolopendra bei Diskusprolaps.

Das Nachschlagen ist durch den alphabetischen Aufbau nach klinischen Diagnosen auch in der laufenden Sprechstunde sehr schnell möglich. Ein Werk, das auch für den erfahrenen Homöopathen eine wahre Schatzkiste darstellt.

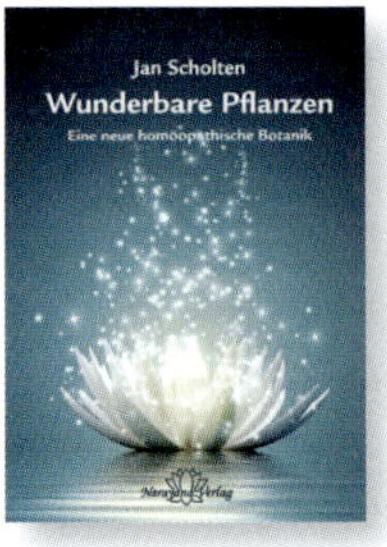

Jan Scholten

Wunderbare Pflanzen

Eine neue homöopathische Botanik

952 Seiten, geb., € 180,-

Dieses Werk wird das große Standardwerk über Pflanzen in der Homöopathie werden. Es ist das erste, das nicht nur einzelne Familien, sondern auch die komplette übergeordnete Baumstruktur beschreibt – von den ursprünglichen Algen und Farnen bis zu den hochentwickelten Asterngewächsen.

Jan Scholten gibt die Themen der großen Abteilungen wie der Blütenpflanzen, der Klassen und Ordnungen bis zu den einzelnen Familien und den zugehörigen Pflanzen. Diese wiederum teilt er einzelnen Stadien zu und formuliert deren Essenz und gibt kurze Beispielfälle.

Allein der Umfang von über 1.800 Einzelmittel-Beschreibungen machen das Werk zu einer Enzyklopädie. Alte Bekannte wie Lycopodium oder Thuja erscheinen in neuem Licht. Jedoch eröffnet sich auch eine Fülle an bisher völlig unbekannten pflanzlichen Mitteln.

Der eigentliche Wert liegt jedoch in der Entdeckung der Systematik der Pflanzen. Jede Pflanze wird durch ihre botanische Zuordnung in ihren Eigenarten verständlich, wobei Jan Scholten der neuesten auf genetischen Analysen basierenden APG-Klassifikation folgt.

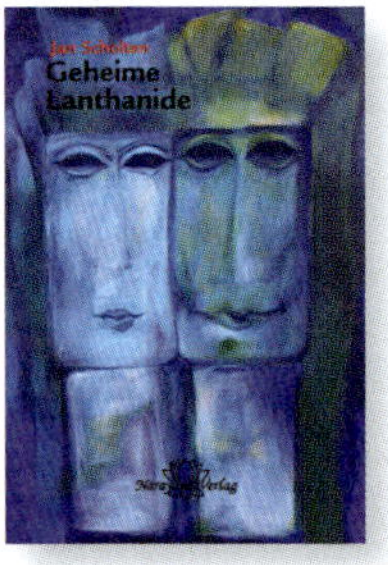

Jan Scholten

Geheime Lanthanide

560 Seiten, geb., € 75,-

Jan Scholten hat hier ein Jahrhundertwerk der Homöopathie geschrieben, das unsere Medizin ebenso nachhaltig beeinflussen wird wie das Organon. Er schenkt uns hier nicht nur den lange verborgenen Schlüssel zur therapeutischen Anwendung der Seltenen Erden, sondern präsentiert uns gleichzeitig eine abgerundete Methodik zur Mittelfindung aller anderen Elemente des Periodensystems, deren allgemeine Tragweite für eine Gesamtsystematik der homöopathischen Mittel man erst zu ahnen beginnt.

In 79 Fallbeispielen wird gezeigt, dass viele schwer therapierbare Krankheiten unserer Zeit nun durch diese Mittel bessere Erfolgschancen haben: Autoimmunkrankheiten, Migräne, Legasthenie, zahlreiche Augenkrankheiten, chronische rheumatische Erkrankungen, Morbus Crohn und Colitis ulcerosa sind nur einige Indikationen.

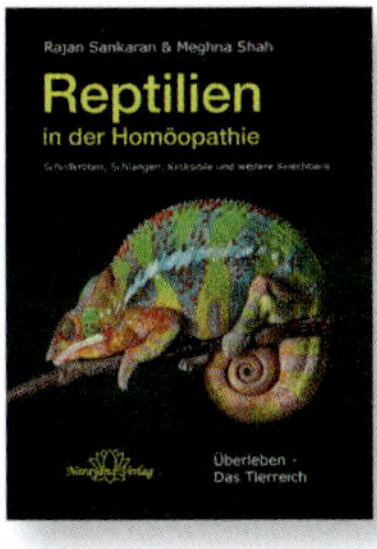

Rajan Sankaran / Meghna Sha

Reptilien in der Homöopathie

944 Seiten, geb., € 95,-

Reptilien sind kaltblütig, im Allgemeinen verstecken und tarnen sie sich gern und setzen auf plötzliche Überraschungsangriffe.

Der bekannte indische Homöopath Rajan Sankaran hat der Homöopathie in den letzten Jahrzehnten neue, bahnbrechende Zusammenhänge und Konzepte beschert. Er hat die Empfindungsmethode entwickelt, die heute zahlreiche Homöopathen auf der ganzen Welt anwenden. Von Angesicht zu Angesicht blickt er mit dem Leser in das Wesen der Reptilien. Ausführlich beschreiben er und sein Team Schlangen, Krokodile und Alligatoren, Land- und Meeresschildkröten und verschiedenste Echsenarten. Von bekannten Schlangen wie Buschmeister Lachesis, der Kobra Naja tripudians oder Boa constrictor bis zu völlig neuen Arzneien wie dem indischen Chamäleon, der Karettschildkröte oder dem Mississippi-Alligator sind über 90 Mittel und 40 Fälle verschiedener Autoren beschrieben.

Bewährt haben sich die Mittel u. a. bei Suchtverhalten, Bulimie, Verhaltensstörungen, Blutungen, Schlaganfall, schweren Infekten und Migräne. Selbst Dinosaurier wie der Tyrannosaurus Rex sind erfasst.

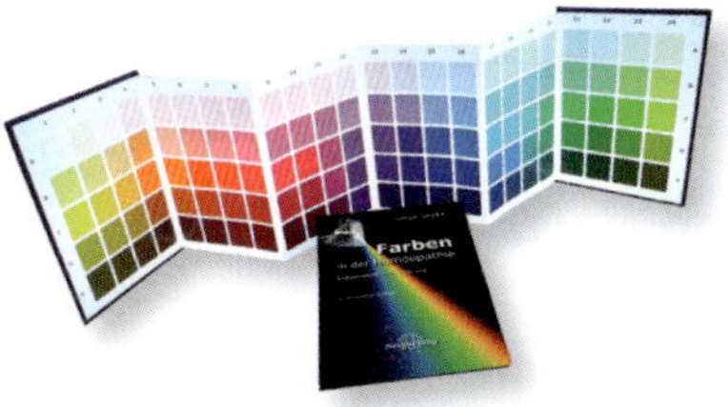

Ulrich Welte

Farben in der Homöopathie

Farbtafeln: 120 Farbfelder mit Übersicht

Textteil: Farben-Mittel-Liste sowie Mittel-Farben-Liste mit Anleitung zur Bestimmung der Lieblingsfarbe

7. überarbeitete und erweiterte Auflage, 112 Seiten, im Set € 48,-

„Farben in der Homöopathie“ ist ein Farbrepertorium und enthält 120 brillante Farbtafeln zur genauen Bestimmung der Farbvorliebe. Das Farbsymptom dient der verfeinerten homöopathischen Diagnostik und hat weltweit in vielen Tausenden von Fällen zur korrekten MIttelwahl beigetragen. Die Farbtafeln und das Repertorium erleichtern die Differenzierung bekannter Mittel und lassen uns auch an seltene Mittel denken, die man sonst leicht übersieht. Das Werk wird weltweit als homöopathischer Farbstandard verwendet und von verschiedenen Schulen eingesetzt.